ULTRA-LONGEVIDADE

ULTRA-LONGEVIDADE

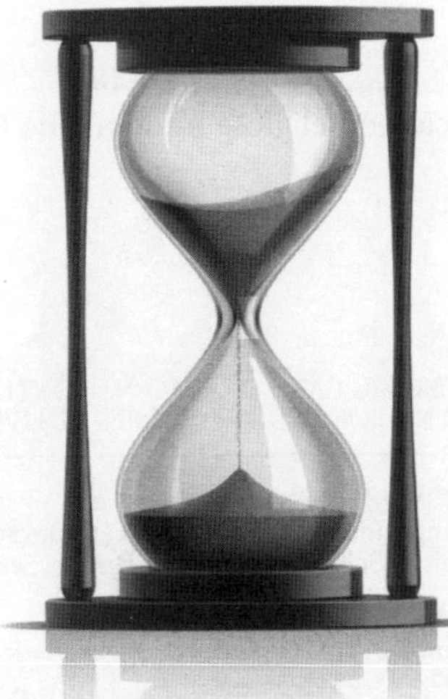

MARK LIPONIS, M.D.

SEXTANTE

Publicado em acordo com Little, Brown and Company, Nova York, EUA.

tradução
Sonia Maria Moitrel Schwarts

preparo de originais
Valéria Prest

revisão
Cristhiane Ruiz
Luis Américo Costa

projeto gráfico e diagramação
Valéria Teixeira

capa
Miriam Lerner

impressão e acabamento
Associação Religiosa Imprensa da Fé

CIP-BRASIL. CATALOGAÇÃO-NA-FONTE
SINDICATO NACIONAL DOS EDITORES DE LIVROS, RJ

L74u Liponis, Mark, 1958-
Ultralongevidade / Mark Liponis [tradução de Sonia Maria Moitrel Schwarts]. – Rio de Janeiro: Sextante, 2010.

Tradução de: Ultralongevity
Inclui índice
ISBN 978-85-7542-563-3

1. Longevidade – Obras populares. 2. Envelhecimento – Prevenção – Obras populares. 3. Nutrição – Obras populares. I. Título.

10-1986
CDD 613.2
CDU 613.2

GMT Editores Ltda.
Rua Voluntários da Pátria, 45 – Gr. 1.404 – Botafogo
22270-000 – Rio de Janeiro – RJ
Tel.: (21) 2538-4100 – Fax: (21) 2286-9244
E-mail: atendimento@esextante.com.br
www.sextante.com.br

Para meus pais,
Charles e Bess Liponis,
que me ensinaram a importância
e o valor do amor e da família.

NOTA DOS EDITORES

Este livro contém as opiniões e ideias do autor. Seu objetivo é fornecer material útil e informativo sobre os assuntos abordados. Nem o autor nem os editores pretendem, por meio dele, oferecer serviços profissionais nas áreas de medicina e nutrição ou em qualquer outro campo. O leitor deve recorrer a um profissional especializado e qualificado, caso julgue necessitar de ajuda médica ou de outro tipo de orientação na área de saúde.

Com *UltraLongevidade* desejamos prestar mais uma colaboração para a melhoria da qualidade de vida dos nossos leitores. No entanto, nos eximimos de toda e qualquer responsabilidade por prejuízos e riscos, pessoais ou não, que decorram direta ou indiretamente do uso ou da aplicação das informações aqui apresentadas.

SUMÁRIO

INTRODUÇÃO

Dizem que o célebre explorador espanhol Juan Ponce de León passou o ano de 1513 em busca da fonte da juventude. Mas ele não foi a primeira pessoa a se dedicar a essa aventura – lendas sobre essas águas milagrosas sempre existiram. Alguns creem que essas fontes estão localizadas na Etiópia, na Ásia, no norte da Europa e em muitos outros lugares remotos – e há séculos são procuradas. Até agora, porém, ninguém as encontrou.

Após sua chegada às Américas, Ponce de León ouviu dos indígenas histórias sobre uma fonte que tinha a capacidade de transformar velhos em jovens. Animado com essa perspectiva, ele imaginou que havia uma grande chance de localizar essas águas na área que é hoje o estado da Flórida ou então na ilha de Bimini, nas Bahamas, ao norte de Cuba, para onde acabou velejando. Ele não encontrou a fonte nessa região, no entanto descobriu ali o canal das Bahamas, o caminho mais rápido entre Cuba e a Europa. Ponce de León, por fim, tornou-se um nobre e, mais tarde, governador da Flórida. Morreu em 1521, aos 61 anos, uma idade relativamente avançada (para um explorador).

Seu fracasso não impediu que muitos outros exploradores, sonhadores, alquimistas e aventureiros continuassem buscando a fonte da juventude, fosse ela água, tônico, pílula ou qualquer coisa capaz de produzir o mesmo efeito. Mas até agora ninguém a encontrou.

Vejamos o caso de Laura, uma das minhas pacientes. Na última década, ela aprendeu a jogar golfe e tênis e, quando está em Canyon Ranch – um dos mais importantes resorts dedicados à saúde e ao bem-estar em todo o mundo –, disputa partidas bem duras. Mas nem sempre Laura gozou de tão boa saúde. Asmática na infância, consultava-se com médicos com bastante frequência e foi tratada com injeções de adrenalina muitas vezes, até mesmo depois de se tornar adulta. Quando estava com pouco mais de 60 anos, recebeu o diagnóstico de câncer de mama e acabou tendo que fazer uma mastectomia.

Apesar disso, Laura tem agora uma saúde admirável para uma pessoa da sua idade – 81 anos (20 anos a mais do que Ponce de León tinha quando morreu). Na verdade, ela tem 20 anos a menos do que sua idade cronológica. Seu coração bate como um motor muito bem regulado. Testes para verificar a elasticidade das suas artérias e a taxa de variação dos intervalos entre seus batimentos cardíacos revelam resultados notáveis. Seus exames de sangue exibem índices melhores do que os normais e outros já estão na faixa considerada excelente.

Embora Laura não tenha encontrado a fonte da juventude propriamente dita, ela conhece um segredo que a está ajudando a se manter mais jovem do que muitos dos que a cercam.

Que segredo é esse? Laura aprendeu a viver em harmonia com seu sistema imunológico, também chamado de sistema imunitário, ou imune.

A teoria que fundamenta esse novo estilo de vida é resultado do número crescente de pesquisas numa área que cientistas e médicos estão apenas começando a compreender: a imunologia, ou o estudo do sistema imunológico. O que estamos constatando é que não é impossível para os seres humanos viverem bem mais do que 100 anos – na verdade, isso é até provável.

Bem, talvez você diga que *não quer* viver até os 100 anos. Quem deseja passar anos prisioneiro de uma cadeira de rodas numa fria e desoladora casa de repouso? E isso com o agravante de estar com artrite, fragilidade óssea, obstrução arterial, confusão mental, deficiência pulmonar e fraqueza muscular. Acrescente a esses sintomas cansaço, prisão de ventre e a incapacidade de o coração bombear sangue satisfatoriamente.

Quem pode querer chegar aos 100 anos ou mais se esse quadro que acabei de pintar for uma descrição fiel da velhice?

Acontece que nos últimos anos a medicina descobriu que esses distúrbios – todos esses terríveis e dolorosos sinais de envelhecimento que mencionei – são causados basicamente por problemas no sistema imunológico. Em outras palavras, a parte do corpo que deveria estar nos defendendo está, na verdade, se voltando contra nós e nos fazendo envelhecer.

Há algum tempo já se sabe que o sistema imunológico pode se tornar perigoso. A medicina constatou que determinadas doenças, como as disfunções da tireoide, a esclerose múltipla, a artrite reumatoide, a colite ulcerativa (inflamação do cólon), a diabetes e a doença de Crohn (doença inflamatória intestinal), são todas causadas por ele, e por isso são chamadas de autoimunes. Quem apresenta esses males tende a ter um sistema imunológico hiperativo, cujos componentes, ou "soldados", estão atacando os próprios tecidos do corpo, e não os vírus e as bactérias que deveriam estar combatendo.

Os cientistas estão começando a compreender que não são apenas algumas doenças que podem ser atribuídas a essa causa. *Parece que todas as doenças da velhice estão associadas à hiperatividade do sistema imunológico e que ela é, em grande parte, responsável pelo próprio envelhecimento humano.*

À medida que vamos entendendo a natureza dessa questão médica, começamos também a descobrir maneiras de lidar com ela. Isso significa que, se cuidarmos muito bem do sistema imunológico e conseguirmos evitar que ele se torne hiperativo, talvez sejamos capazes de viver mais de 100 anos – com a mente e o corpo saudáveis durante todo esse tempo.

Portanto, em vez de nos sentirmos péssimos numa casa de repouso, poderemos, como Laura, passar a vida ao ar livre praticando esportes ou qualquer outra atividade física e dentro de casa aprendendo coisas novas ou nos divertindo com as pessoas que amamos – em qualquer idade.

É claro que, fortalecendo seu sistema imunológico, você não viverá para sempre, mas poderá:

- Viver mais de 100 anos
- Ficar livre de doenças
- Manter seu cérebro em forma
- Adquirir mais condicionamento físico
- Ter mais disposição
- Lidar bem com o estresse
- Sentir-se e permanecer mais jovem do que você possa imaginar

Antes de aprender mais sobre o sistema imunológico e os efeitos que ele exerce sobre a saúde, faça o teste a seguir para verificar quanto você já sabe.

O TESTE DA ULTRALONGEVIDADE – A QUE VELOCIDADE VOCÊ ESTÁ ENVELHECENDO?

Você já se perguntou por que as pessoas parecem envelhecer em ritmos diferentes?

Como você logo saberá, a velocidade do envelhecimento é determinada pelo sistema imunológico. Hoje em dia, quase todas as doenças estão sendo consideradas consequências de panes nesse sistema. Se ele não for forte, você não parecerá nem será saudável.

Veja a seguir 21 perguntas relacionadas ao seu estilo de vida e ao seu sistema imunológico. Responda-as com sinceridade, some os pontos e descubra em que ritmo você está envelhecendo.

1. Você precisa emagrecer cerca de 5kg?

a. Some 10 pontos se o seu peso for apropriado à sua altura.
b. Some cinco pontos se você precisa perder em torno de 5kg.
c. Não some pontos se você precisa perder mais de 5kg.

Carregar peso corporal extra é estressante não apenas para as costas e as articulações como também para o sistema imunológico. Além de aumentar o risco de ocorrência de problemas como diabetes, doenças cardíacas e câncer, o excesso de peso pode tornar o sistema imunológico hiperativo.

Uma das melhores maneiras de medir o grau de ativação imunológica é fazer o exame de sangue que verifica o nível da proteína C-reativa (PCR) – quanto mais alto ele estiver, mais ativo estará o sistema imunológico. Um artigo publicado no *Journal of the American Medical Association (JAMA)* em março de 2006 mostrou que mulheres acima do peso, ainda que fisicamente ativas, tinham de 8 a quase 10 vezes mais chances de apresentar hiperatividade do sistema imunológico do que aquelas com pesos normais. Estudos sobre os homens revelaram resultados semelhantes.

2. Você fuma?

a. Some 10 pontos se você raramente inala fumaça de cigarro.

b. Some cinco pontos se você fica exposto à fumaça de cigarro todos os dias, ainda que não fume.

c. Some dois pontos se você mora com um fumante, embora você não fume.

d. Não some pontos se você fumar.

Fumar é um meio inequívoco de acelerar o envelhecimento do organismo. Você conhece os efeitos do tabagismo – pele enrugada, artérias obstruídas, enfisema pulmonar, câncer e impotência sexual, para citar apenas alguns.

Ainda assim, o principal motivo para parar de fumar é o fato de que esse hábito torna o sistema imunológico hiperativo, o que acelera o envelhecimento. Um estudo publicado pelo *American Heart Journal* em maio de 2005 revelou que os tabagistas mostravam sinais fortes de ativação imunológica, entre os quais níveis de PCR elevados e fatores de estimulação de macrófagos mais altos – o que faz com que as células sanguíneas brancas se multipliquem, proliferem e matem invasores.

Até o fumo passivo provoca a ativação imunológica. Uma pesquisa divulgada no *American Journal of Medicine* em fevereiro de 2004 mostrou que pessoas expostas à fumaça de cigarro pelo menos três dias por semana apresentavam uma quantidade maior de células sanguíneas brancas e níveis de PCR mais elevados do que aquelas que não tinham tanto contato com a fumaça de cigarro.

3. Você vive num grande centro urbano ou mesmo numa pequena cidade onde o nível de poluição do ar é comprovadamente alto?

a. Some cinco pontos se você não mora nem trabalha em áreas desse tipo.

b. Some dois pontos se você não mora em áreas desse tipo, mas costuma ir a lugares assim com frequência, isto é, uma ou mais vezes por semana.

c. Não some pontos se você mora numa área desse tipo.

Respirar ar poluído faz com que o sistema imunológico se mantenha em constante estado de alerta, o que causa envelhecimento precoce. Um estudo publicado no *American Journal of Respiratory and Critical Care Medicine* em fevereiro de 2006 avaliou as variações diárias dos níveis de PCR dos participantes da pesquisa e as comparou com os índices diários de poluição do ar. De acordo com os pesquisadores, os níveis de PCR subiam de modo significativo cerca de dois dias após a exposição das pessoas a material particulado, isto é, a partículas poluentes em suspensão na atmosfera.

4. Você suou por ter feito exercícios físicos nas últimas 24 horas?

a. Some 10 pontos se você sua fazendo atividades físicas pelo menos quatro dias por semana.
b. Some cinco pontos se você sua fazendo atividades físicas pelo menos duas vezes por semana.
c. Não some pontos se você raramente pratica uma atividade física que o faça suar.

Os exercícios físicos ajudam a desativar o sistema imunológico de várias maneiras. Um relatório publicado no *American Journal of Cardiology* em janeiro de 2004 confirmou os resultados de pesquisas realizadas em 2002 e divulgadas nas revistas *Circulation* e *Epidemiology*. Esses estudos mostraram que a prática de atividades físicas reduzia os níveis de PCR. Portanto, não é surpresa o fato de que os exercícios impedem o surgimento de quase todas as doenças e atenuam os efeitos do envelhecimento.

5. Que peso você tinha quando nasceu?

a. Some quatro pontos se você nasceu com mais de 3kg e menos de 4kg.
b. Some dois pontos se ao nascer você pesava entre 2,6kg e 3kg.
c. Não some pontos se você nasceu com menos de 2,5kg ou com mais de 4kg.

Pesquisas mostram que bebês de baixo peso (com menos de 2,5kg) possuem sistemas imunológicos precocemente envelhecidos, enquanto as crianças de maior peso (com até 4kg) vivem mais e apresentam menos doenças. Pesos de nascimento muito baixos têm sido associados a níveis mais altos de PCR e de ativação imunológica na vida adulta.

6. *Com que frequência você toma antibióticos?*

a. Some quatro pontos se você não consegue se lembrar de qual foi a última vez que tomou um antibiótico.
b. Some dois pontos se fez tratamento com antibióticos menos de 10 vezes na vida.
c. Não some pontos se você costuma tomar antibióticos todo ano ou até com mais frequência.

A ação dos antibióticos faz com que o sistema imunológico envelheça prematuramente e está associada a diversos efeitos prejudiciais à saúde, entre os quais doenças cardíacas, alergias, asma e até câncer de mama. O uso frequente desse tipo de medicamento é um sinal de que o sistema imunológico está sempre em estado de guerra, combatendo uma infecção e, ao mesmo tempo, causando grandes danos à saúde.

Um estudo publicado na revista *Chest* em março de 2006 mostrou que até mesmo bebês submetidos a apenas um tratamento com antibióticos no primeiro ano de vida apresentavam um risco duas vezes maior de desenvolver asma do que aqueles que não tinham tomado antibióticos. Além disso, o risco crescia a cada sucessiva ingestão desses medicamentos.

7. *Você tem irmãos mais velhos?*

a. Some quatro pontos se você tiver irmãs ou irmãos mais velhos.
b. Não some pontos se você for filho único ou o filho mais velho.

Pesquisas indicam que os filhos únicos ou os mais velhos tendem a apresentar alergias, eczemas, asma e outras doenças alérgicas, o que é um sinal de hiperatividade do sistema imunológico.

Uma revisão de 53 estudos publicada no *Journal of Epidemiology and Community Health* em 2002 mostrou que há uma forte relação entre o número de irmãos e o risco de problemas como alergias, asma, dificuldade respiratória e rinite alérgica e que essa probabilidade aumenta quando a quantidade de irmãos é menor.

8. A medida do seu abdômen é maior do que a de seus quadris?

a. Some 10 pontos se a medida dos seus quadris for maior do que a do seu abdômen.

b. Some dois pontos se as medidas do seu abdômen e dos seus quadris forem iguais.

c. Não some pontos se a medida do seu abdômen for maior do que a dos seus quadris.

A medida dos seus quadris deveria ser maior do que a da sua cintura – pelo menos 10% a mais para os homens e 20% a mais para as mulheres. Ter centímetros extras nessa região do corpo indica um distúrbio no sistema imunológico e é um sinal associado ao envelhecimento precoce. Essa regra vale até mesmo para as pessoas que não estão acima do peso. Um estudo realizado no Brigham and Women's Hospital, em Boston, e publicado pela revista *Epidemiology* em novembro de 2003 mostrou que, ainda que o peso seja normal, ter uma medida de cintura tão grande quanto a dos quadris é um fator associado a níveis mais altos de hiperatividade do sistema imunológico.

9. Você usou fio dental hoje?

a. Some dois pontos se você usou fio dental hoje.

b. Some um ponto se você não usou fio dental hoje, mas faz isso com frequência.

c. Não some pontos se você nunca usa fio dental ou se só faz isso raramente.

Sim, limpar os dentes com fio dental faz bem à saúde. O fio dental ajuda a reduzir o crescimento da placa nos dentes e nas gengivas. A placa é uma grossa camada de bactérias nocivas que travam uma batalha constante com o sistema imunológico. Grandes quantidades de placa estão associadas à hiperatividade do sistema imunológico e a um risco duas vezes maior de doença cardiovascular. Pesquisas dos *Archives of Internal Medicine* (outubro de 2000) revelaram que a doença periodontal dobrava a probabilidade de ocorrência de acidente vascular cerebral (AVC) em adultos com mais de 25 anos. Além disso, de acordo com um estudo da Harvard Dental School e do Brigham and Women's Hospital (*Journal of the American College of Cardiology*, fevereiro de 2001), foram registrados índices elevados de ataques cardíacos, de AVC e de mortes por causas cardiovasculares em pessoas com doença periodontal.

10. Como vai sua vida sexual?

a. Some cinco pontos se você tem uma vida sexual satisfatória.
b. Some três pontos se você tem uma vida sexual razoável.
c. Some um ponto se você está frustrado com sua vida sexual.

Exatamente aquilo que você estava esperando ouvir: sexo é bom para a saúde. Na verdade, não se trata apenas da atividade sexual, mas também de amar e se sentir amado. Poucas coisas desaceleram mais um sistema imunológico hiperativo do que saber que outra pessoa nos ama, e vice-versa. Quando amamos e nos sentimos amados, tudo parece melhor, tanto no mundo quanto no nosso corpo.

11. Você contou uma piada engraçada para seus amigos e os fez rir hoje?

a. Some dois pontos se você fez alguém rir.
b. Some um ponto se alguém fez você rir.
c. Não some pontos se você não consegue se lembrar de ter rido hoje.

Tudo bem, essa é uma pergunta um tanto capciosa. Se sua resposta foi afirmativa, isso revela duas coisas: você tem amigos e senso de humor (além de saber contar piadas). O importante aqui é a camaradagem e o riso, pois ambos são benéficos para o sistema imunológico. "Rir é o melhor remédio" não é apenas um ditado – o riso envia um sinal para o sistema imunológico relaxar.

12. Você teve um cachorro na infância?

a. Some dois pontos se você teve um cão nesse período.
b. Some um ponto se você teve qualquer outro animal de estimação.
c. Não some pontos se você nunca teve um animal.

Além de ser um bom amigo, o animal de estimação desempenha um importante papel no apoio ao sistema imunológico. Cães e gatos (e alguns outros bichos) estabelecem contato com a maioria dos germes inofensivos que o sistema imunológico precisa conhecer enquanto se desenvolve durante a infância. (No entanto, as pessoas deveriam ter um pouco mais de cuidado com os gatos porque eles tendem a causar mais alergias do que os cães.) Se não for exposto a determinados germes, o sistema imunológico se descontrola e começa a reagir a uma série de coisas que não deveriam ativá-lo – como pólen, mofo, escamas de pele e pelos de animais –, provocando alergias, asma e erupções na pele.

13. Você recebeu uma massagem no último mês?

a. Some dois pontos se você foi massageado.
b. Some um ponto se você massageou outra pessoa.
c. Não some pontos se você não tiver feito nenhuma das duas coisas.

Nada como estar relaxado. Receber uma massagem por uma hora enquanto o cérebro descansa é um bom remédio. O toque relaxante somado ao alívio da dor muscular é uma excelente maneira de reduzir a tensão no sistema imunológico também.

14. Você come mais de três vezes por dia? (Se mais de uma resposta puder ser usada, escolha a que se encaixar melhor.)

a. Some cinco pontos se você belisca o tempo todo e quase nunca come em excesso.
b. Some três pontos se você pula uma refeição de vez em quando, mas costuma fazer três refeições por dia e não come em excesso com frequência.
c. Não some pontos se você costuma fazer lautas refeições e se sentir enfastiado em seguida.

Comer três vezes por dia deixou de ser considerado o padrão alimentar mais saudável. E o pior é reunir em apenas uma ou duas refeições todas as calorias que deveriam ser ingeridas ao longo do dia, pois isso é estressante para o sistema imunológico. Quanto mais lauta a refeição, maior o aumento dos níveis de PCR e de interleucina-6 e mais ativo ficará esse sistema, sobretudo se os alimentos forem ricos em gordura. É melhor beliscar ou fazer várias pequenas refeições do que comer muito apenas duas ou três vezes por dia.

15. Você toma vitaminas?

a. Some quatro pontos se você toma um polivitamínico uma hora antes da maior refeição do dia.
b. Some dois pontos se você toma um polivitamínico todos os dias, mas não antes da maior refeição.
c. Não some pontos se você não toma um polivitamínico.

Tomar um polivitamínico diariamente reduz a pressão sobre o sistema imunológico e retarda o envelhecimento. Um estudo publicado no *American Journal of Medicine* em dezembro de 2003 revelou que esses produtos promovem uma redução significativa dos níveis de PCR.

Se você é como a maioria das pessoas, é provável que ingira o polivitamínico assim que acorda. Entretanto, deveria fazer isso cerca de uma hora antes da maior refeição do dia, pois assim ele ajudará a reduzir a ativação imunológica que ocorre depois que acabamos de comer. Uma pesquisa publicada pela revista *Circulation* em julho de 2003 mostrou que a ingestão das vitaminas antioxidantes A, C, E e betacaroteno antes do jantar evitava o aumento dos níveis de PCR observado após as refeições.

16. Você elevou o tom da sua voz nas últimas 24 horas?

a. Some cinco pontos se você pode dizer que raramente se aborrece com qualquer coisa.
b. Some um ponto se você tiver ficado zangado, mas não tiver gritado.
c. Não some pontos se você tiver elevado seu tom de voz hoje.

Seja honesto. Você gritou com seus filhos? Com sua mulher? No trabalho? Numa loja? Com alguém? E com seu cão? Até mesmo uma leve alteração no tom da voz é um sinal de agressividade. A hostilidade e a raiva são emoções fortes que transmitem ao sistema imunológico a mensagem de que você está pronto para brigar. Tradução: prepare-se para ser atacado por um sistema imunológico hiperativo. Um estudo do Departamento de Ciências Comportamentais da Universidade Duke, publicado na *Psychosomatic Medicine* em setembro de 2004, mostrou que um grau mais alto de raiva e hostilidade indicava níveis mais elevados de PCR.

17. Você se sente ansioso durante o dia?

a. Some dois pontos se você se sente ansioso apenas de vez em quando.

b. Não some pontos se você se sente ansioso quase o tempo todo.

c. Se você nunca fica ansioso, não some pontos porque mentir também não é bom para seu sistema imunológico.

Nervoso? Palmas das mãos molhadas de suor? Apavorado? Ou apenas um pouco agitado? Seu sistema imunológico não fica feliz quando você está nervoso. A ansiedade envia uma mensagem clara – você está se sentindo ameaçado. É nesse exato momento que esse sistema entra em ação. Sentir ansiedade nos faz envelhecer antes do tempo.

Depois dos atentados terroristas de 11 de setembro de 2001 nos Estados Unidos, pesquisadores israelenses avaliaram o efeito da ansiedade crônica na saúde e na função imunológica estudando os níveis de PCR de 721 homens e de 431 mulheres. Especialmente no caso das mulheres, o medo do terrorismo estava associado a níveis altos de PCR, o que indicava ativação do sistema imunológico.

18. Já se sentiu deprimido? Melancólico? Triste? Completamente desesperado?

a. Some cinco pontos se, de modo geral, você é uma pessoa positiva e otimista.

b. Some dois pontos se você se sentiu deprimido mais de uma vez no último mês.

c. Não some pontos se você se sente deprimido com frequência.

Entre as três emoções mais perigosas (hostilidade, ansiedade e desespero), esta última é provavelmente a pior – ela diz ao seu sistema imunológico que, além de estar ansioso, você jogou a toalha. O desespero e a depressão têm sido associados a todos os tipos de doenças, entre os quais problemas cardíacos, declínio do funcionamento do cérebro e osteoporose. Se ocorrer com frequência, a depressão precisa ser tratada. Muitos estudos já mostraram isso, inclusive o que foi publicado em outubro de 1996 no *New England Journal of Medicine* associando esse distúrbio à osteoporose. Desde então, pesquisas o têm vinculado a um aumento na ocorrência de diabetes, doenças cardíacas, AVC e câncer.

19. Você dormiu bem na noite passada?

a. Some cinco pontos se você quase sempre dorme como um bebê.
b. Some três pontos se você geralmente dorme como um bebê.
c. Some um ponto se, de vez em quando, você não dorme o suficiente.
d. Não some pontos se você está sempre cansado e mesmo assim não consegue dormir pelo tempo necessário.

Quando você dorme, o sistema imunológico consegue relaxar, se recarregar e se recompor. Ele não pode fazer isso durante o dia, pois está muito ocupado com o trabalho de defesa. É por isso que é difícil dormir quando estamos doentes – o sistema imunológico está envolvido numa série de tarefas. Muitos estudos, como o que foi publicado no *Journal of the American College of Cardiology* em fevereiro de 2004, revelam que todos os tipos de processos de reparo ocorrem enquanto estamos dormindo e que a privação de sono, temporária ou crônica, é uma causa importante de hiperatividade imunológica e aumenta os níveis de PCR.

20. Você canta ou cantarola? Costuma ter uma música na cabeça?

a. Some dois pontos se você toca um instrumento ou canta todos os dias.
b. Some um ponto se você liga com frequência seu aparelho de som.
c. Não some pontos se você não está nem aí para a música. Ela não o ajudará, mas provavelmente também não o fará envelhecer.

Mais do que aplacar a fera selvagem em seu interior, a música acalma o sistema imunológico. Bach, Beethoven e Eminem são perfeitos para isso. Pesquisas sobre bebês em unidades neonatais intensivas mostraram que, quando canções de ninar eram tocadas, os níveis de oxigenação das crianças melhoravam e elas tinham menos infecções e ficavam internadas por períodos mais curtos (*Pediatric Nursing*, 1998).

21. Em que época do ano você nasceu?

a. Some dois pontos se você nasceu na primavera.

b. Some um ponto se você nasceu no inverno ou no verão.

c. Não some pontos se você nasceu no outono.

Não, isso não tem nada a ver com astrologia. No hemisfério norte, as pessoas nascidas na primavera parecem envelhecer um pouco mais devagar e tendem a viver três a seis meses mais do que aquelas nascidas no outono. Pelo menos esse foi o resultado de pesquisas realizadas por Caleb Finch e Eileen Crimmins e publicadas na revista *Science* em 17 de setembro de 2004. A explicação pode estar na variação sazonal do peso de nascimento e em seu impacto no sistema imunológico (o padrão oposto é observado nas pessoas nascidas no hemisfério sul).

RESULTADOS

Se sua pontuação for:

80-100. Você está envelhecendo lentamente como uma sequoia e vivendo em harmonia com um sistema imunológico tranquilo e seguro. Não há motivos para que ele se torne hiperativo. A paz reina em sua corrente sanguínea. No entanto, sempre há espaço para melhorar. Continue a ler e aprenda a desacelerar ainda mais o processo de envelhecimento.

60-79. Você está envelhecendo devagar como uma tartaruga gigante. Seu sistema imunológico é seu amigo e não está muito interessado em atacá-lo – neste momento. É possível aprimorar seu resultado e tornar esse sistema ainda mais eficiente. Existem muitas coisas que você pode fazer para desacelerar o processo de envelhecimento e, assim, viver mais e com mais saúde. Vá em frente e aprenda.

40-59. Você está envelhecendo como um ser humano normal, o que não é ruim, mas esse processo poderia ser mais lento, o que reduziria seu risco de adoecer. Como saber é poder, você tem agora a chance de aprender a fazer isso. Há muitas medidas que você pode tomar neste momento para melhorar sua função imunológica, a começar pela disposição certa: acreditar que é capaz de ter mais saúde e envelhecer mais devagar.

20-39. Você está envelhecendo na velocidade de um foguete e a caminho de uma doença grave – se é que já não a tem. Essa pontuação exige uma ação imediata para interromper esse processo. O ideal é que você salte o início deste livro e vá direto para a parte II – O Programa de Sete Passos para a UltraLongevidade. Depois que tiver tomado as primeiras decisões para assumir o controle do seu sistema imunológico, leia a parte I.

1-19. Você só está melhor do que os dinossauros porque ainda não foi extinto. Para ter uma pontuação tão baixa, é porque está tentando antecipar sua morte. No entanto, o mero fato de estar lendo este livro significa que ainda há esperança. Pare, respire fundo, diga a si mesmo que vale a pena cuidar da saúde e continue lendo. Este pode ser um novo começo para sua vida, e você está no controle de tudo. Ânimo: até mesmo as pessoas que apresentam uma pontuação tão baixa quanto esta conseguem mudar sua vida para melhor.

PARTE I

A NOVA CIÊNCIA DO SISTEMA IMUNOLÓGICO

~

Como o sistema imunológico trabalha

~

O envelhecimento é uma doença autoimune. Ele é causado por ataques do nosso próprio sistema imunológico, ou imunitário.

Sim, é isso mesmo. Envelhecer não é uma consequência natural do fato de vivermos muitos anos. Na natureza, há uma série de organismos que têm uma vida longa sem mostrar nenhum sinal de envelhecimento. Mas, como você verá, ao contrário do que ocorre com os seres humanos, esses organismos não apresentam um sistema imunológico complexo.

As mais recentes descobertas da ciência revelam que todas as doenças que consideramos próprias do envelhecimento – como artrite, osteoporose, mal de Alzheimer, câncer, acidente vascular cerebral (AVC), males cardíacos, mau funcionamento do cérebro, enfraquecimento dos pulmões e diabetes – não são uma simples consequência desse processo. Elas são provocadas por um sistema imunológico hiperativo.

Isso quer dizer que, pela primeira vez na história, a medicina dispõe de uma teoria plausível e coerente para o envelhecimento que é inteiramente fundamentada em pesquisas científicas.

Não se trata apenas de contar aniversários

Se você fez o teste do envelhecimento no início deste livro, já sabe que envelhecer não significa ter 30, 45 ou 60 anos. Esses números indicam apenas quantos anos já se passaram desde que nascemos. É claro que, em termos do tempo que permanecemos na Terra, todos nós vamos ficando mais velhos. O relógio não para. Isso, porém, não quer dizer necessariamente que esse processo ocorre na mesma velocidade para todos nós – algumas pessoas envelhecem muito mais devagar do que outras.

No entanto, se o envelhecimento não corresponde ao número de anos que uma pessoa já viveu, qual é seu significado? *O envelhecimento representa as mudanças cumulativas num organismo, num órgão, num tecido ou numa célula que acabam reduzindo sua função e, por fim, acarretam sua morte. Além disso, a diminuição da função é provocada basicamente por um sistema imunológico hiperativo.*

Em outras palavras, a redução da função dos ossos, da pele, do coração, dos nervos, dos pulmões, dos rins e de todos os outros órgãos do corpo é causada pelo excesso de atividade do sistema imunológico.

Pense nisto: a função de um órgão é mais importante do que sua idade cronológica. Por exemplo, desde que o coração esteja funcionando bem, não nos importamos com a idade real dele. Da mesma forma, não ligaríamos se tivéssemos 150 anos e todos os nossos órgãos estivessem trabalhando às mil maravilhas.

Mas como o sistema imunológico pode ser responsável por essa redução funcional? Sempre pensamos nele como um amigo. Ele não deveria estar nos ajudando? E como poderia provocar o envelhecimento?

Para que possamos compreender esse paradoxo, temos que entender duas questões: a função do sistema imunológico e a maneira como envelhecemos.

Como eu disse, o envelhecimento corresponde à deterioração dos órgãos e de sua função. O cérebro perde neurônios e capacidade mental, os batimentos cardíacos ficam mais fracos, a resistência pulmonar diminui, as articulações se enrijecem e os ossos se tornam mais frágeis. O resto não é tão difícil de imaginar: redução do tamanho da bexiga, perda de força muscular, limitação da visão, afinamento da pele, debilitação geral do organismo e, por fim, uma doença que causa a morte.

Apesar do que você já ouviu diversas vezes, as pessoas não morrem de velhice, e sim de falência cardíaca, pulmonar, renal, hepática, cerebral e, às vezes, de todas elas. Portanto, o envelhecimento corresponde ao declínio progressivo da função dos órgãos até que ela se reduza de modo significativo e uma doença se instale.

Mas as doenças não são necessariamente uma característica desse processo. Não é incomum encontrarmos pessoas de idade avançada sem nenhum sinal de distúrbios de saúde nem de diminuição da função de qualquer um de seus órgãos.

O sistema imunológico é complexo e muito evoluído. Seu único propósito é defender. Ele se desenvolveu num mundo cheio de ameaças provenientes de uma grande variedade de agressores e hoje é milagroso em sua capacidade e complexidade. É incrível pensar em quanto esse sistema é poderoso, diversificado e capaz de nos proteger de uma quantidade enorme de perigos.

No entanto, à medida que os seres humanos continuam a evoluir e a se adaptar a mudanças no ambiente, o equilíbrio entre proteção e um sistema imunológico hiperativo se torna cada vez mais importante.

Hoje em dia, contamos com vacinas, antibióticos, melhores hábitos de higiene, diagnósticos precoces e medidas preventivas que reduzem a probabilidade de ocorrência das infecções graves que o sistema imunológico adquiriu condições de combater graças à sua evolução. O resultado disso é que, nos países mais ricos, essas infecções causam menos mortes do que doenças cardíacas, diabetes e mal de Alzheimer.

Estamos entrando num período da evolução humana em que o sistema imunológico está se tornando poderoso demais para nos permitir atingir todo o potencial da nossa expectativa de vida. Felizmente, possuímos capacidade de adaptação, somos criativos e inteligentes e estamos aprendendo a controlar esse sistema. Aplicando o conhecimento adquirido com as pesquisas científicas, conseguiremos prolongar até mesmo a longevidade e ultrapassar, sem doenças nem decrepitude, o que hoje consideramos extrema velhice.

Mas atenção: não estou afirmando que seremos capazes de mudar o fato de que ficamos cronologicamente mais velhos a cada ano. Não estou falando de imortalidade. O que estou dizendo é que estamos descobrindo como alterar *a natureza* do envelhecimento porque estamos aprendendo a manter o nível de funcionalidade dos nossos órgãos.

Na verdade, o envelhecimento não é inteiramente provocado pelo sistema imunológico. Alguns fatores, como a gravidade e a exposição à radiação atmosférica, produzem efeitos nocivos ao nosso corpo e nos infligem danos para os quais ainda não temos defesa. Talvez um dia venhamos a usar roupas que nos protejam da gravidade e a viver em cidades esterilizadas e cobertas por bolhas. Até lá, não conseguiremos combater todas as causas externas do envelhecimento.

Também parece provável que, até certo ponto, o envelhecimento humano seja geneticamente programado, isto é, poderíamos estar predestinados a envelhecer. No entanto, como ainda sabemos pouco sobre isso, é também possível que, ao aprendermos mais, sejamos capazes de combater até mesmo nossos próprios genes.

Ainda assim, apesar dos efeitos da gravidade, da radiação e da programação genética, que acabam nos conduzindo à senilidade, neste momento a ciência acredita que o ser humano deveria ser capaz de viver até os 150 anos.

Talvez você não deseje viver tanto tempo por imaginar que a vida após os 80 anos deve ser horrível. Mas, como eu disse, as pessoas de idade avançada que têm um excelente sistema imunológico continuam expressivamente ativas até muito depois de se tornarem octogenárias. O ser humano mais idoso de que já tivemos registro foi a francesa Jeanne Calment, que chegou aos 122 anos. Ela aprendeu a praticar esgrima aos 85 anos, andou de bicicleta aos 100 e lançou um CD de rap aos 121.

Lembre-se de que, graças à ciência, a expectativa de vida vem aumentando há décadas. Como num agitado mercado de ações, os números continuam subindo. O tempo máximo de vida já foi de 90 anos, depois de 100, 110 e 120 – hoje, já ultrapassamos esse teto. Não podemos dizer exatamente que idade conseguiremos alcançar, pois ainda não temos como comprovar. No entanto, sabemos que temos condições de superar os 122 anos. A expectativa é de que muitas pessoas que estão vivas hoje consigam ir além desse limite.

Muitos indivíduos que quebram recordes de idade atribuem o fato a hábitos específicos, como beber uma taça de vinho todos os dias, comer chocolate ou ter uma vida sexual ativa. Independentemente da validade dessas explicações, sabemos que existe outro elemento em ação – o sistema imunológico. O que agora está claro é que as pessoas que vivem mais de 100 anos têm um sistema imunológico capaz de resistir à hiperestimulação e à hiperatividade.

Acredito nas recentes pesquisas científicas que mostram que os efeitos do envelhecimento estão sob a influência do sistema imunológico e que a melhor maneira de viver uma vida longa e saudável é fazê-lo agir com o máximo de eficiência.

O que é o sistema imunológico?

Nesta parte do livro forneço uma breve explicação sobre o funcionamento do sistema imunológico, um dos sistemas mais complexos que a ciência já estudou. Aqui você também saberá o que acontece quando ele não trabalha bem. Embora não seja preciso entender tudo isso para acompanhar o Programa de Sete Passos para a UltraLongevidade que apresentarei na parte II, será útil obter um pouco de conhecimento para compreender melhor as recomendações do programa e por que elas são necessárias.

O sistema imunológico é formado por um conjunto de células e órgãos que nos protegem do mundo. Isso significa que ele defende o corpo humano de invasores e intrusos com os quais entra em contato todos os dias, entre vírus perigosos, bactérias fatais, parasitas tóxicos e elementos menos nocivos.

Incrivelmente complexo – mais do que qualquer outro órgão, inclusive do que o cérebro –, esse sistema não é bem compreendido. Um dos fatores que dificultam seu entendimento é o fato de ele não se constituir de um único elemento. Ao contrário do cérebro, do coração e de qualquer outro órgão que podemos tocar, o sistema imunológico não ocupa um lugar específico no organismo. Ele é formado tanto por órgãos quanto por células e está presente em quase todas as partes do corpo.

Como o sistema imunológico se desenvolveu?

O sistema imunológico não existe em todos os animais. Os organismos inferiores, por exemplo, não o apresentam, mas, ainda assim, muitas dessas criaturas conseguem viver por um tempo indeterminado sem mostrar sinais de envelhecimento. Os vírus, os mais simples desses seres, podem ser imortais. Descobriu-se também que bactérias aprisionadas em resina fóssil pré-histórica estavam vivas e que tinham cerca de 250 milhões de anos.

Numerosas plantas parecem viver para sempre – foram encontrados choupos-tremedores de 80 mil anos e arbustos da espécie *Lomatia tasmanica* de 43 mil anos. A recente descoberta de uma imensa quantidade de fungos subterrâneos revela que esses organismos têm pelo menos 2 mil anos – e não apresentam nenhum traço de envelhecimento.

Muitas criaturas marinhas simples, como caracóis e ouriços-do-mar, também não mostraram sinais de envelhecimento – espécimes mais velhos não morrem mais depressa do que os mais jovens.

O sistema imunológico só surgiu na cadeia evolutiva depois que os organismos se tornaram mais complexos, e não sabemos por que ele se desenvolveu. Contudo, por mais estranho que pareça, é possível que, num ponto muito distante do passado, dois tipos de criaturas totalmente diferentes tenham se unido e dado origem a um ser singular, mais poderoso e dotado de uma capacidade maior de adaptação. Pode ser que um fungo ameboide tenha absorvido um paramécio (uma espécie de protozoário) ou que uma água-viva tenha engolido uma ameba pré-histórica, e é possível que o resultado dessa associação tenha sido uma combinação vantajosa.

A água-viva parece ser a primeira criatura da cadeia evolutiva a apresentar um sistema imunológico rudimentar. Talvez há milhões de anos ela tenha absorvido um tipo de ameba que, num processo simbiótico, passou a agir como seu sistema de defesa, atacando e devorando quaisquer possíveis invasores, como bactérias, fungos e vírus.

Enquanto isso ocorria, além de fornecer um ambiente seguro em que a ameba podia se desenvolver, a água-viva lhe garantia um amplo suprimento de alimentos e nutrientes. E não havia chance real de rejeição porque, como a água-viva não dispunha de um sistema imunológico, não existia uma estrutura interna capaz de exterminar a ameba. Talvez esse tenha sido o motivo do nascimento da parceria.

A partir daquele ponto, o processo reprodutivo subsequente teria duplicado os DNAs de ambos os organismos e, dessa maneira, criado um novo ser, agora com seu próprio e incipiente sistema imunológico. Durante os muitos milhões de anos que se seguiram, a evolução pode ter aprimorado e transformado esse sistema, tornando-o mais complexo, eficiente e vigoroso.

É claro que tudo isso é especulação, no entanto está no reino das possibilidades. E, se você pudesse ver como as células do nosso sistema imunológico agem e reagem aparentemente por vontade própria, constataria que essa tese é plausível.

O trabalho do sistema imunológico

O sistema imunológico tem duas tarefas importantes.

A primeira delas é defender o organismo. Ele deve nos proteger dia e noite e lutar contra todos os intrusos potencialmente nocivos que nos atacam sem parar.

A segunda tarefa é ainda mais extraordinária: armazenar memórias – e elas não são poucas. O sistema imunológico tem que guardar em seu banco de dados os registros de todas as batalhas de que já participou e de todas as ameaças que já encontrou. Se não fizer isso, acabará não conseguindo nos defender.

Afinal, se o sistema imunológico nunca aprendesse nada nesses confrontos, ele continuaria travando as mesmas batalhas, se preocupando desnecessariamente com intrusos que são inofensivos ou não se lembrando das armas que deveria usar para enfrentar e repelir invasores perigosos.

Grog

Para que possamos entender melhor o papel do sistema imunológico na história, vamos imaginar que estamos no período pleistoceno e que um dos meus pacientes é Grog, um homem de Cro-Magnon. Hoje está sendo um dia difícil para ele. Na verdade, sua vida na pré-história já é bastante difícil.

(Os homens de Cro-Magnon viveram entre 40 mil e 10 mil anos atrás e enfrentaram muitos desafios. Seus fósseis impressionam pelo enorme número de ossos quebrados e de sinais de infecções que apresentam.)

Grog, assim como a maioria dos membros da sua tribo, passa os dias caçando, o que significa correr descalço pelo chão e se machucar a toda hora. Hoje, ele está com uma terrível infecção – e foi esse o motivo que o fez vir ao meu consultório.

Ao ler o histórico de sua família, vejo logo que sua situação não é muito boa. A mãe dele morreu aos 18 anos durante um parto. O pai caiu numa ribanceira e sofreu uma lesão na coluna. Como ninguém da tribo podia salvá-lo, foi deixado ali para morrer.

Os membros da tribo de Grog têm uma vaga noção do que sejam infecções, pois são acometidos por elas com frequência. Em todo caso, não sabem como esses problemas surgem, o que são nem como curá-los. Por outro lado, enterram seus mortos, e parece que fazem isso em parte porque percebem que, se forem deixados ao ar livre para apodrecer, os corpos disseminarão doenças.

O próprio Grog é uma infecção ambulante – ele tem furúnculos na pele, um abscesso no maxilar, dentes estragados e um hálito horrível. A quantidade de células brancas em seu sangue é muito grande porque seu corpo está sempre combatendo infecções. Ele apresenta também um nível elevado de proteína C-reativa (PCR), o que indica um alto grau de atividade do sistema imunológico.

Mas há uma coisa que Grog não tem: alergias. A sujeira está incrustada em todos os poros do seu corpo e, por causa dela, seu sistema imunológico nunca teve tempo de desenvolver reações alérgicas. A sujeira pode ser benéfica – ela dá a esse sistema de defesa alguma coisa para fazer, aliviando a monotonia do trabalho.

O que ele tem neste exato momento é uma grave infecção. Enquanto corria pela floresta atrás de um cervo, Grog pisou numa pedra pontiaguda e se cortou, mas continuou caminhando pela lama. Por isso, está com o pé infestado de germes. A infecção está subindo por sua perna e penetrando em seus linfonodos e em sua virilha. Agora, ele já não consegue se defender sozinho.

Não há nada que eu nem qualquer outro médico possamos fazer para ajudá-lo, porque, na época em que estamos, o único tratamento possível é tentar drenar a infecção. Mas isso não será suficiente, e já é tarde demais. Como a maioria dos Cro-Magnons que passam por essa situação, Grog logo morrerá de uma devastadora infecção que se tornou sistêmica.

Vivemos num mundo em que ou abatemos outro ser ou somos exterminados por ele. Todas as criaturas são ou predadores ou presas. Esse processo ocorre em muitos níveis, tanto fora do nosso corpo quanto dentro dele.

Costumamos nos considerar predadores, porém também somos presas potenciais, pois vivemos sob a permanente ameaça de bilhões de microrganismos invisíveis cuja intenção básica é nos atacar e, se possível, nos matar. E foi com o objetivo de combatê-los que desenvolvemos um sistema de defesa altamente evoluído e complexo.

Para entender melhor essa questão, pense num tema importante que está sempre nas manchetes dos jornais: a segurança nacional.

Vamos imaginar um grande país que está sob a ameaça de todas as formas de ataques terroristas: pelo ar e pelo mar, por meio de armas químicas e nucleares, pelo fornecimento de água contaminada e da utilização de gases venenosos. Para garantir a segurança nacional, essa nação cria um sistema de defesa muito complexo. Realiza o patrulhamento regular da sua fronteira, dispõe de agências de informação que não param de coletar dados e tem armas que pode usar a qualquer momento para rechaçar invasores.

Em vez de se limitar a uma única linha de defesa, esse país tenta se proteger de todos os tipos de ataque.

O mesmo acontece com o nosso organismo. Temos que defender nosso corpo, que é, na verdade, nosso território. Para fazer isso, o sistema imunológico põe em prática um complexo conjunto de tarefas muito semelhantes às que são realizadas pela instituição responsável pela segurança de uma nação. Ele tem uma enorme fronteira para patrulhar e um grande espaço interno para proteger. As ameaças ao nosso corpo envolvem investidas externas e internas que partem de fontes como o ar que respiramos, os alimentos que comemos, a água que bebemos e o contato que estabelecemos com outras pessoas. Podemos ficar expostos a substâncias químicas e à radiação. A função do sistema imunológico é nos manter a salvo de todas as formas de agressão.

Os invasores podem nos atacar não apenas cruzando a fronteira mais aparente, a pele, como rompendo outros limites, entre os quais os dos órgãos internos, como os pulmões, a garganta, o intestino, o trato digestivo, ou digestório, etc.

Portanto, todas essas áreas demarcadas estão sujeitas a sofrer investidas de uma série de inimigos, como bactérias, vírus, alérgenos, parasitas, germes, fungos, produtos químicos tóxicos, gases nocivos e até os perigosos príons – formas modificadas de proteínas normais que atuam como agentes infecciosos causadores de doenças degenerativas do cérebro.

Para vencer as batalhas contra esses terroristas, o sistema imunológico conta com uma série de armas específicas que são empunhadas por diversos soldados. Os cientistas já identificaram pelo menos 20 tipos de células imunológicas, e as descobertas continuam. Embora haja muitas células diferentes, em quantidade e complexidade diversas, você só precisa conhecer algumas delas para compreender as formas mais importantes pelas quais o sistema imunológico trabalha para nos proteger.

Os componentes do sistema imunológico

Nos mais de 30 órgãos que existem no nosso corpo, há cerca de 100 trilhões de células de mais de 200 tipos. Cada um desses órgãos é patrulhado pelo sistema imunológico, que está sempre de prontidão e à procura de possíveis ameaças. Veja a seguir alguns dos principais componentes desse sistema.

A medula óssea

A medula óssea, tecido de cor avermelhada que existe dentro de quase todos os ossos do corpo humano, é o local onde as células sanguíneas são produzidas.

Uma estrutura em seu interior abriga as células-tronco, que estão constantemente se dividindo e fabricando uma enorme quantidade de células que se transformam em células sanguíneas vermelhas e em células sanguíneas brancas.

O trabalho de divisão das células-tronco da medula óssea não para nem mesmo durante a formação dos dois tipos de células sanguíneas. E, enquanto cerca de 2 milhões delas são produzidas a cada segundo, a mesma quantidade está sendo tragada e destruída pelo baço, que é o centro de desativação dessas células. É nesse órgão que elas são tiradas de circulação após terem completado seu ciclo de vida útil.

O processo de nascimento dessas células na medula óssea e de sua morte no baço tem que estar bem equilibrado, caso contrário pode predispor o organismo a algum distúrbio do sangue. Por exemplo, se o seu sistema estiver destruindo mais células sanguíneas vermelhas do que produzindo, você ficará anêmico, o que o deixará pálido e cansado. Por outro lado, se ele as estiver fabricando em maior quantidade do que as elimina, você apresentará policitemia, alteração caracterizada por grande aumento da quantidade de células sanguíneas vermelhas circulantes.

Depois que as células se formam na medula óssea, parte delas permanece lá para se desenvolver. Em seguida, entram na corrente sanguínea. As células vermelhas seguem transportando oxigênio e dióxido de carbono, enquanto as células brancas saem patrulhando o corpo em busca de invasores.

O timo

O timo, que se localiza em frente à traqueia, na região superior do tórax, é o órgão mais misterioso do nosso corpo.

Nos bebês, podemos dizer que é enorme. Ele cresce até a puberdade e depois começa a encolher. Na velhice, praticamente já desapareceu por completo.

O timo desempenha o papel de campo de treinamento para determinadas células sanguíneas brancas chamadas células T, que se dirigem a esse órgão para se desenvolver. O timo é mais ativo no início da vida porque, durante a juventude, as células T são constantemente expostas a elementos que elas ainda não conhecem – de proteínas diferentes na alimentação a novos germes. As células T precisam de um lugar para se reunir, compartilhar informações e aprender sobre ameaças e ataques.

Digamos, por exemplo, que uma das células do seu sistema imunológico entre em contato com um invasor. Ela precisará informar as outras células da presença do intruso. O timo é o local onde essa comunicação é feita, e é ali que o treinamento ocorre.

Por que o timo se atrofia com o passar do tempo? A ciência não sabe ao certo. No entanto, à medida que envelhecemos, o sistema imunológico passa a ter menos o que aprender. Portanto, a teoria atual é que, numa idade avançada, talvez tenhamos menos necessidade de um timo grande. Embora esse órgão vá se tornando cada vez menor e menos ativo ao longo dos anos, ele ainda consegue ajudar a treinar as células T até mesmo quando estamos com 90 anos ou mais.

O baço

O baço é outro importante centro de treinamento e ponto de encontro para componentes do sistema imunológico. É um órgão grande – tem mais ou menos o tamanho da nossa mão fechada – e está localizado no lado esquerdo do abdômen, por baixo das costelas.

No baço, todas as células do sistema imunológico se encontram. O sangue vai para esse órgão, onde as células circulam, se misturam e podem contar, umas às outras, o que aprenderam, o que viram, o que mataram e quais anticorpos produziram.

O coração bombeia sangue pelo corpo mais ou menos uma vez por minuto; isso significa que cada uma das células sanguíneas poderia passar pelo baço cerca de 1.400 vezes por dia – um número bastante expressivo de viagens.

O baço também é importante porque é nele que o corpo decide se uma célula vermelha ou branca já está velha demais. Depois que a decisão é tomada, essa célula é desativada e desmontada e seus componentes básicos são reutilizados.

É possível viver sem o baço. Se ele se romper, o fígado pode assumir suas funções. Acontece que, quando o baço é removido ou para de funcionar, a imunidade fica debilitada. As pessoas que não têm esse órgão são mais susceptíveis a infecções.

O sistema linfático

Quase todo mundo já ouviu falar da circulação sanguínea: ela é uma estrutura de vasos que permite que o sangue flua através do corpo. No entanto, poucas pessoas sabem que possuímos outro sistema circulatório muito importante e totalmente diferente – o sistema linfático, no qual circula a linfa (fluido linfático).

A linfa é um fluido claro que percorre o corpo limpando seus tecidos e nutrindo-os. Assim como o sangue circula e volta para o coração através das artérias e veias, a linfa também precisa circular e retornar ao coração. Ela faz isso por meio de um sistema próprio.

O sistema linfático fornece uma espécie de transporte secundário para nossas tropas de defesa. Assim como o sistema circulatório, ele é composto de um conjunto de vasos e dutos. A principal diferença entre os dois é que o sistema linfático não dispõe de uma bomba para impulsionar o fluido que circula por ele. No caso do sangue, o coração funciona como essa bomba. No que se refere à linfa, o fluxo de volta para o coração é feito através de um processo mais passivo que envolve contrações musculares e a gravidade.

Pode ser que seus pés já tenham inchado durante uma viagem longa de avião ou de carro. Isso é causado pela falta de movimento – como os músculos não fazem com que a linfa circule, ela acaba se acumulando na parte mais baixa do corpo, isto é, nos pés, por conta do efeito da gravidade.

Talvez você conheça também um problema chamado edema, que é o inchaço resultante do acúmulo de linfa. Isso ocorre quando o excesso de fluido linfático não volta a circular.

A circulação sanguínea é muito abrangente – partindo da artéria aorta, que é seu tronco principal, ela segue por artérias menores, arteríolas, vasos capilares, veias e vênulas, mas, ainda assim, os vasos capilares não conseguem alcançar uma parte considerável dos tecidos.

É nesse ponto que a linfa entra em ação. Os nutrientes, como a glicose (açúcar no sangue), precisam de ajuda para chegar a cada uma das células, inclusive àquelas que a circulação sanguínea não consegue alcançar. Esse trabalho é realizado pelo fluido linfático, que banha e alimenta todos os tecidos do corpo. E, após a utilização dos nutrientes, esse fluido deve circular novamente. Se isso não acontecer, o corpo inchará como o do bonequinho da Michelin.

Ao longo do percurso do sistema linfático, existem "observatórios" conhecidos como gânglios linfáticos (linfonodos). Nesses locais, as sentinelas ficam de guarda para que nada indesejável passe pelos dutos linfáticos. O sistema linfático poderia fornecer a um germe ou micróbio acesso fácil e direto para o coração e para a circulação sanguínea. Portanto, com o objetivo de impedir que isso aconteça, os linfócitos (células B e T) se agrupam em gânglios linfáticos e ficam à espreita de algum elemento nocivo. Assim que o identificam, essas células o atacam, impedindo-o de avançar e chegar ao coração e ao sangue.

Quando um problema está tentando se instalar no nosso corpo, os gânglios linfáticos ficam maiores. Por exemplo, se surgirem gânglios inchados no seu pescoço, é porque talvez eles tenham encontrado um vírus que tenha se alojado no fundo da sua garganta e esteja tentando chegar aos pulmões ou à circulação sanguínea. Nas situações em que estão reagindo a uma infecção, os gânglios linfáticos podem aumentar de tamanho em quase todos os lugares: na virilha, no pescoço, no tórax, no abdômen, etc.

As células sanguíneas brancas

Além de serem provavelmente as células mais importantes do sistema imunológico, as células sanguíneas brancas são as mais conhecidas e as mais numerosas. O nome as distingue das células sanguíneas vermelhas, que têm forma de disco e são responsáveis pelo transporte de oxigênio e dióxido de carbono dentro do corpo.

Ao contrário do que a maioria das pessoas imagina, essas células não são simples glóbulos amorfos que ficam flutuando na circulação sanguínea procurando aleatoriamente por micróbios. Elas agem com objetivos determinados e são criteriosas em sua vigilância. É que existem muitos tipos de células sanguíneas brancas e cada um deles tem uma função específica. Essas células não estão presentes apenas no sangue, mas em todos os nossos órgãos – do cérebro ao fígado e aos pulmões e em todo o sistema linfático.

Os linfócitos constituem a primeira linhagem das células imunológicas. *Cit(o)-* significa "célula" e, portanto, os linfócitos são as células linfáticas. Aqueles que você precisa conhecer melhor são os linfócitos B (células B) e os linfócitos T (células T).

As células B

As células B foram estudadas pela primeira vez na bursa de Fabricius, um órgão que apenas as aves têm. Nos seres humanos, elas se originam na medula óssea.

Essas células têm duas tarefas fundamentais: manter um banco de dados e criar estruturas complexas de proteínas que serão usadas como armas contra ameaças e invasores. Essas estruturas complexas são chamadas de anticorpos.

As células B mantêm uma lista de todas as interações que o sistema imunológico já estabeleceu. Isso significa que, no nosso corpo, existe um cadastro de todos os germes e vírus que já encontramos, de todas as proteínas que já comemos e de todos os fragmentos de pólen que já inalamos. Essas informações estão armazenadas num banco de dados – não no cérebro, e sim no sistema imunológico. Pense nisto: para cada uma dessas interações, existe uma célula B que guarda um registro da ocorrência específica.

A memória do sistema imunológico é, em alguns aspectos, mais admirável do que a do cérebro. Em geral, temos apenas vagas lembranças do início da nossa infância, porém o sistema imunológico se recorda da primeira vacina que tomamos, algo que provavelmente ocorreu em nossos primeiros dias de vida. As pesquisas indicam que esse sistema mantém até mesmo registros de quando ainda estávamos nos desenvolvendo no útero materno.

Logo após seu nascimento, é provável que você tenha tomado a vacina tríplice bacteriana (DPT) contra difteria, tétano e coqueluche. Ainda que a lembrança dessa imunização esteja um pouco apagada e seja necessário aplicar um reforço para reavivá-la em seu sistema imunológico, uma reminiscência dessa vacina permanece para sempre.

Esses registros são de importância crucial para nossa sobrevivência – são eles que nos poupam de contrair a mesma doença mais de uma vez.

Por exemplo, em geral, quem tem catapora na infância fica imune a ela, isto é, não costuma voltar a tê-la de novo na vida adulta. Da mesma maneira, uma pessoa imunizada contra o tétano não sucumbirá à infecção bacteriológica que causa essa enfermidade. As células B passam a ter um registro da doença em seu banco de dados, e isso a impede de voltar a acometer novamente aquele indivíduo.

O registro do contato com ameaças anteriores é fundamental porque faz com que o sistema imunológico responda com mais rapidez e eficácia a graves perigos se formos expostos a eles outra vez. Sem esse cadastro e na ausência de uma ação rápida do organismo, enfermidades como o tétano e a difteria, por exemplo, podem nos matar.

É também importante que o sistema imunológico se lembre até mesmo de contatos e exposições anteriores que não sejam potencialmente fatais, pois isso diminui a probabilidade de que ele produza uma resposta vigorosa ao encontrar micróbios não letais. Se, por exemplo, seu sistema imunológico desencadeasse uma forte reação todas as vezes que você comesse determinado alimento ou inalasse um tipo específico de pólen, você viveria sempre num estado de hiperatividade imunológica e travaria batalhas desnecessárias.

A alergia é um exemplo de forte reação desfechada pelo sistema imunológico. Em algumas situações, ela pode provocar problemas graves, como a asma e o choque anafilático (anafilaxia), que pode ser fatal.

Outra atribuição importante das células B é a produção de anticorpos. As células B trabalham ao lado das células T na construção dessas estruturas mecânicas e químicas complexas que agem como armas mortíferas para neutralizar invasores.

Os anticorpos são proteínas complexas fabricadas de acordo com especificações precisas. Todo anticorpo é criado pelas células B para neutralizar exclusivamente um invasor em particular. A ciência ainda não tem total compreensão de como os anticorpos são desenvolvidos. O que se sabe é que as células B se juntam aos macrófagos – a segunda linhagem das células imunológicas – para produzi-los.

Mas, em primeiro lugar, o que é um *macrófago*? Macro, que se origina do grego *makrós*, significa "grande". Fago, do grego *phágó*, quer dizer "comer". Portanto, um macrófago é um "grande comedor".

Os macrófagos fazem a patrulha permanente do corpo, por isso podem ser considerados policiais militares (PMs). Mantêm-se de prontidão em todos os nossos órgãos e estão sempre em movimento, passando lentamente por entre trilhões de células como se fossem amebas se arrastando numa placa de cultura.

Esses comedores vorazes em forma de bolha ficam à procura de qualquer elemento estranho que possa ter entrado em nosso corpo. Quando um PM encontra um invasor, ele o captura, o corta em mil pedacinhos e, em seguida, exibe esses fragmentos pelo corpo para que integrantes de outros batalhões, como as células B, saibam qual é a aparência exata daquele intruso.

Isso parece muito teatral? Até pode ser, mas está bem perto da verdade. Quando o macrófago encontra um intruso, ele o agarra com dedos parecidos com amebas e o engole inteiro, aprisionando-o. Em seguida, libera enzimas para digeri-lo, quebrando-o em pedacinhos. Essas pequenas partes se tornam fragmentos de proteínas, que são pequenos o suficiente para serem carregados pelo corpo e grandes o bastante para fornecer uma identificação, ou "impressão digital", do invasor que o PM acabou de devorar e digerir.

Depois disso, o macrófago cospe os pedacinhos dessa impressão digital de proteína e os exibe em sua própria superfície como se fosse um cartaz com a mensagem "Procura-se", para que o resto do sistema imunológico os veja. Em seguida, as células B se movimentam e se aproximam daquelas pequenas partes do intruso para conhecer seu formato. Elas então criam um anticorpo que se ajusta perfeitamente à forma do invasor. O anticorpo poderá então reconhecer esse elemento estranho e se ligar a ele na próxima vez que o encontrar.

A partir desse ponto, as células B começam a fabricar milhões de cópias desse anticorpo e a lançá-las na circulação sanguínea. Os anticorpos ficam flutuando no sangue e, se entrarem em contato com aquele invasor microbiano, se ligarão a ele imediatamente, desencadeando diversos eventos que, por fim, o matarão.

As células B produzem anticorpos seguindo especificações precisas, de modo que eles sejam exclusivos para determinado germe. E esses anticorpos têm que se ligar com perfeição ao intruso; caso contrário, pode haver problemas – o mais grave seria não reconhecer uma ameaça e, assim, não neutralizá-la.

Se, por exemplo, um anticorpo aderisse a seu olho por engano, você ficaria cego. Caso se prendesse ao seu cérebro, a consequência seria um dano a esse órgão. Assim que os anticorpos se fixam em algo, ocorre uma reação em cadeia que culmina na neutralização ou na morte do elemento ao qual eles se ligaram.

Depois que uma célula B aprende a produzir um anticorpo com a ajuda de um macrófago, ela guarda esse registro para que possa fabricá-lo para sempre. Portanto, essa célula B estará eternamente programada para reconhecer determinado invasor. Se, um dia, ela voltar a encontrar esse elemento estranho, começará a criar de imediato milhões de cópias daquele anticorpo, além de se reproduzir milhares de vezes para formar um batalhão composto do que chamamos de células-filhas. Cada célula-filha herda também a capacidade de reconhecer aquele intruso em particular e elaborar seu anticorpo específico.

Estima-se que as células B vivam de um a seis anos em qualquer lugar do corpo. Elas se reproduzem (através da divisão celular) para manter sua memória coletiva, o que é crucial para sua própria sobrevivência. Também podem se multiplicar rapidamente como reação à identificação de uma ameaça conhecida. Essa habilidade de se multiplicar ajuda a desencadear uma extraordinária resposta de anticorpos caso um invasor conhecido entre no organismo outra vez.

As células T

Outro grupo importante de linfócitos é formado pelas células T (o *t* é uma referência ao timo, o órgão em que se dá sua maturação).

Sob as lentes de um microscópio, as células T se parecem com as células B – são redondas, têm um núcleo grande e pouca quantidade de citoplasma (fluido que circunda o núcleo). Elas são como uma tropa de elite dedicada à segurança nacional. Assim como ocorre com essas forças militares, as células T são classificadas por suas especialidades operacionais na defesa do nosso território, isto é, do nosso corpo.

Elas são agrupadas por suas funções específicas como células T auxiliares, células T supressoras e células T citotóxicas. Todas essas atribuições são muito especializadas e análogas às desempenhadas por uma tropa de elite, que engloba equipes como a do esquadrão antibombas, do serviço de suporte operacional, etc. Algumas células T (as citotóxicas, ou CD8) atacam diretamente os invasores e as células infectadas, enquanto outras (as auxiliares, ou CD4, e as supressoras) ajudam a regular a resposta imunológica e impedir que ela se torne hiperativa. As células T citotóxicas (ou assassinas) identificam organismos estranhos dentro das nossas células e destroem as que estão infectadas quando reconhecem mudanças nas proteínas de sua superfície. Elas trabalham em conjunto com as células T supressoras e auxiliares, o que controla sua atividade.

As células T supressoras contribuem para regular a resposta imunológica impedindo que as células T citotóxicas matem células saudáveis. As células T auxiliares, ou CD4, ajudam as células T citotóxicas a destruir células infectadas. Talvez você tenha ouvido falar das células CD4 no contexto da aids, pois essas são as células-alvo do HIV (o vírus da imunodeficiência humana). Níveis baixos de células CD4 indicam uma grave infecção por HIV.

Também importantes são as células especializadas conhecidas como exterminadoras naturais, ou NK (do inglês *natural killer*), que nada mais são do que assassinos treinados para destruir células danificadas, cancerígenas ou infectadas. As células NK se parecem com as células T citotóxicas, porém são mais poderosas.

Digamos que você seja exposto a um vírus. Esses agentes infecciosos são muito perigosos, pois não se limitam a circular pelos tecidos e pelo sangue e se esconder ali esperando que o corpo os destrua. Na verdade, eles penetram nas nossas células, e isso significa que o organismo precisará destruí-las se elas estiverem contaminadas.

Uma vez alojado nas células, o vírus as confunde para que elas o reproduzam misturando seu DNA ao delas. Em seguida, ele usa o sistema de processamento de DNA das células para replicar seu próprio DNA também.

Quando uma célula é infectada por um vírus dessa maneira, a situação começa a ficar parecida com a do filme de ficção científica *Alien*, em que alienígenas vão crescendo dentro do corpo dos personagens até que saem dali, matando seus hospedeiros.

Infelizmente, matar a célula recém-infectada é a única maneira de impedir que o perigoso alienígena, nesse caso um vírus, se reproduza. É nesse momento que as células T assassinas entram em ação. As células exterminadoras naturais, ou NK, percebem sinais de dificuldade e de perigo enviados pelas células infectadas por um vírus. Essas mensagens podem partir de qualquer tipo de célula – das que se localizam no nariz e na garganta às que se situam no intestino ou na pele.

Quando as células NK detectam uma célula infectada, elas usam uma arma especial para destruí-la – uma espécie de plugue, que é introduzido na membrana celular (a superfície da célula). O plugue, dotado de um pequeno orifício, é uma proteína chamada perforina. Através desse poro, a célula NK injeta uma substância chamada granzima, que, como uma bomba, destrói a célula infectada.

É dessa maneira que as células NK trabalham para exterminar células com vírus. Outros componentes do sistema imunológico atacam diretamente os vírus, mas as células NK são responsáveis pela eliminação das *células infectadas* por eles, inclusive aquelas que alojam o HIV. Por isso é importante ter um número alto de células exterminadoras naturais no sangue.

As células NK participam de muitas missões de busca e destruição organizadas pelo sistema imunológico. Elas também são importantes para eliminar células cancerígenas que aparecem em nosso corpo, de preferência antes que se tornem tumores. O câncer não é tão raro quanto a maioria das pessoas pensa – as células cancerígenas são até muito comuns. Por uma série de motivos, no entanto, a maioria delas jamais consegue se transformar em tumores capazes de nos matar. Uma dessas razões é o fato de que as células NK as extinguem antes que elas possam se reproduzir.

Descobriu-se que diversas terapias – como a imaginação guiada, o *qigong* (ou *chi kung*) e técnicas especiais de respiração –, além do ginseng e outras ervas chinesas, aumentam a atividade das células NK.

As células hematogênicas

A terceira linhagem das células imunológicas (a primeira é a dos linfócitos e a segunda é a dos macrófagos) é a das células formadoras do sangue, ou células hematogênicas. É delas que se originam as células sanguíneas vermelhas, bem como muitas células sanguíneas brancas. Uma alta concentração de células sanguíneas brancas é, em geral, sinal de infecção ou de estresse.

Muitos tipos de células sanguíneas brancas são visíveis numa gota de sangue. Cerca da metade delas são conhecidas como neutrófilos, ou células polimorfonucleares. Prefiro chamá-las de células PacMan, como o personagem do videogame, vulgo Come-come. Da mesma forma que ele, essas células percebem a presença de invasores, os perseguem e, após capturá-los, os devoram.

Os eosinófilos, os basófilos e os monócitos são outros tipos de células sanguíneas brancas. Cada um deles tem uma função específica. Os eosinófilos, por exemplo, desempenham um papel nas reações alérgicas, assim como em doenças como a asma. Além disso, envolvem-se no combate a infestações parasitárias.

Como você viu, o sistema imunológico congrega muitos soldados especializados que possuem armas específicas para lidar com ameaças diversas e, às vezes, incomuns. Aqueles que já foram mencionados são uma pequena parte do grande número de militares que lutam sem parar para manter seguro nosso território. Neste exato momento, dentro do seu corpo, todos eles estão trabalhando.

A segurança da fronteira e os tecidos linfoides associados

Como eu disse, uma das principais tarefas do sistema de segurança do nosso corpo é vigiar a extensa área de fronteira, que inclui todas as superfícies que entram em contato com o mundo exterior. Invasores surgem sem parar, tanto para bisbilhotar quanto para nos fazer mal. Por esse motivo, precisamos de uma boa quantidade de células do sistema imunológico para vigiar essas fronteiras.

É assim que os tecidos linfoides associados entram em cena. Esses tecidos são grandes aglomerados de células imunológicas posicionados em distâncias regulares ao longo das nossas fronteiras. Por exemplo, temos o tecido linfoide associado ao intestino, que se assemelha a milhares de postos de observação distribuídos por toda a mucosa intestinal e que protege os limites que nos separam do que está dentro desse órgão.

O intestino delgado, por exemplo, é uma fronteira de grande importância não apenas por seu tamanho (quase a área de uma quadra de tênis quando inteiramente estendido), mas também pela constante avalanche de bactérias e micróbios que tentam atravessá-lo. A única barreira é uma fina membrana mucosa com a espessura de uma única célula.

Uma atribuição tão importante requer uma tropa enorme. É por isso que o tecido linfoide associado ao intestino tem cerca da metade de todas as células do sistema imunológico. Em sua maioria, são células T, porém ali também há células B e macrófagos.

Acontece que as fronteiras do nosso corpo não se limitam ao intestino. Elas abrangem também a pele e as membranas mucosas que revestem o nariz, a boca, os seios da face, a garganta e os pulmões. Cada uma dessas áreas precisa contar com sua própria tropa de defesa. Por isso, temos também tecidos linfoides associados à pele, ao nariz, à garganta (ou melhor, às amígdalas) e aos brônquios. Esses aglomerados de tecidos linfoides correspondem a mais de 70% do nosso sistema imunológico.

O sistema complemento

Já vimos alguns mecanismos utilizados pelas células do sistema imunológico para combater ameaças. Por exemplo, um PM (macrófago) ou um PacMan (polimorfonuclear) pode devorar um germe, assim como uma NK (exterminadora natural) pode injetar uma bomba de granzima numa célula infectada.

O sistema imunológico se utiliza de muitos outros meios para destruir ameaças ao corpo. Usando ferramentas mais sofisticadas, ele extermina mais de um intruso de uma só vez. Afinal, diante de uma invasão de bilhões de inimigos, apenas o combate corpo a corpo não seria suficiente.

Uma dessas ferramentas é uma arma química conhecida como anticorpo, que é produzida pelas células B. Entretanto, quando o anticorpo aprisiona seu alvo, ocorre outro processo. O mesmo mecanismo que avisa o sistema imunológico da captura de algo também desencadeia a aplicação estratégica de um conjunto de armas químicas conhecido como sistema complemento.

Esse sistema é extremamente complexo. Para entendê-lo melhor, imagine-o como um arsenal de armas nucleares. Ele está sempre presente em nosso corpo, porém seus componentes, que são pelo menos 30, em geral não estão agrupados.

Em sua maior parte, os integrantes do sistema complemento são produzidos pelo fígado, mas os macrófagos e outras células do sistema imunológico também os fabricam. Individualmente, cada um deles é inofensivo. No entanto, se todos estiverem reunidos, é preciso ter cuidado, pois sua resposta será poderosa.

O aviso para o recrutamento dos integrantes do sistema complemento acontece quando os anticorpos capturam uma quantidade tão grande de invasores que fica evidente sua necessidade de receber ajuda adicional. Nesse nível decisivo de enfrentamento, esse sistema é convocado a participar do embate.

Sua ativação é uma das funções mais extraordinárias do corpo. Felizmente, ela é desencadeada apenas por problemas graves, como pneumonia pneumocócica ou meningite. Esse processo ocorre também após transplantes de órgãos – em geral, o sistema imunológico produz uma reação tão forte a um órgão transplantado que acaba causando sua rejeição. Por isso, algumas drogas precisam ser ministradas para impedir que o sistema complemento seja acionado.

Como numa reação nuclear, assim que o sistema complemento é ativado, desencadeia-se uma sucessão de eventos que é muito difícil de interromper e, em geral, causa a morte dos invasores.

Essa destruição se manifesta por meio de uma série de sinais: vazamento nos vasos capilares, inchaço, acúmulo de fluido linfático, emissão de pedidos de ajuda que atraem mais soldados de todas as partes do corpo, assim como pirogênios (substâncias químicas que elevam a temperatura corporal e causam febre), e posicionamento estratégico de todas as armas disponíveis, entre elas o óxido nítrico e os radicais livres.

Todo esse processo faz com que uma pessoa se sinta muito doente. Se ele continuar por causa de uma ameaça alarmante, poderá provocar choque, falência de órgãos e morte. Portanto, a ativação do sistema complemento costuma ser reservada para circunstâncias muito graves.

Os sistemas de comunicação

A parte final do esquema de segurança do nosso corpo é a articulação da comunicação.

Para que uma batalha no mundo exterior seja bem-sucedida, é preciso que haja um bom sistema de comunicação: satélites, celulares, rádios e sistemas de micro-ondas transmitem informações estratégicas e fornecem a localização do inimigo para que ele possa ser dominado.

Nosso corpo dispõe de um tipo semelhante de sistema de comunicação.

A principal categoria dos instrumentos de comunicação é composta de citocinas, das quais mais de 100 já foram descobertas. As citocinas são proteínas – como as interleucinas, os interferons, os fatores de necrose tumoral (FNT), os pirogênios e as proteínas de choque térmico – que enviam sinais a partes distantes do sistema imunológico.

Digamos que uma unha encravada num dos seus dedos do pé tenha dado origem a uma infecção. Primeiro, as células PacMan combatem o inimigo no próprio local. No entanto, caso constatem que a infecção é grave demais e que não são capazes de debelá-la sozinhas, elas enviam, através da circulação sanguínea, um sinal que funciona como um pedido de ajuda e como referência da localização do problema, solicitando reforços para aquele dedo. Essa mensagem é emitida na forma de citocinas.

As citocinas informam ao resto das células imunológicas aonde ir. Essas células seguem o "cheiro" das citocinas como um cão de caça farejando um rastro, o que as leva direto ao dedo que está sendo acometido pela infecção.

Os laboratórios farmacêuticos realizam pesquisas constantes sobre essas substâncias e formas de ativá-las ou desativá-las para combater uma série de enfermidades. As citocinas são usadas no tratamento de algumas doenças infecciosas que são causadas por vírus, como a hepatite. Por exemplo, portadores de hepatite C são tratados com interferon. No caso de doenças autoimunes, como a artrite reumatoide e a colite, bloqueadores de citocinas são usados para impedir as consequências da ativação do sistema imunológico por essas substâncias.

O sistema imunológico é tão complexo que não seria possível explicá-lo inteiramente em apenas um livro. Entretanto, com essa breve introdução, você já tem um conhecimento básico sobre ele. Saber como esse sistema trabalha pode salvar sua vida – quanto mais o conhecer, melhor o tratará e, em resposta, mais benefícios ele lhe proporcionará.

Os erros que o sistema imunológico pode cometer

~

O sistema imunológico é extraordinário por causa do seu tamanho, da sua complexidade e da sua eficácia. No entanto, assim como qualquer um de nós, ele pode errar. Sua vulnerabilidade se manifesta basicamente de duas formas: uma delas é a possibilidade de ser subjugado por invasores; a outra é ficar hiperativo.

O primeiro problema ocorre quando sua resposta a uma ameaça é ineficaz, permitindo que invasores ultrapassem suas redes de proteção. Conhecemos esse processo muito bem – uma infecção se instala em nosso corpo e o sistema imunológico não consegue combatê-la. Isso pode acontecer quando uma infecção grave se dissemina por meio de um germe assassino e causa, por exemplo, tifo, difteria ou tétano.

Outra possibilidade é o fato de o próprio sistema imunológico ter sido debilitado por um invasor (por exemplo, o HIV), por determinadas doenças (como as causadas por imunodeficiência) ou por medicação imunossupressora (como as drogas para evitar a rejeição de órgãos transplantados e os esteroides, como a prednisona e a cortisona). Em casos como esses, o sistema imunológico se torna incapaz de nos defender de inimigos que, em outras circunstâncias, seriam exterminados com facilidade.

A falência do sistema imunológico continua sendo a principal causa de morte em muitos países em desenvolvimento, que historicamente não têm acesso a vacinas e antibióticos modernos, a condições sanitárias adequadas, a água própria para o consumo nem a alimentos saudáveis. Doenças como a tuberculose, a malária e o cólera permanecem entre as mais letais em todo o mundo.

De certa forma, o tipo de processo de envelhecimento discutido neste livro é característico de quem vive em países ricos e desenvolvidos. Na Nigéria, por exemplo, é pequeno o número de casas de repouso para pacientes com mal de Alzheimer. No Sudão, realizam-se poucas cirurgias de revascularização do miocárdio (como as de ponte de safena). Nas nações pobres, a quantidade de problemas graves decorrentes de doenças da velhice não é significativa porque, de modo geral, seus habitantes não vivem o suficiente para apresentar esses males. Ou seja, ali, o sistema imunológico luta apenas para fazer seu trabalho, que é proteger as pessoas contra o vasto exército de invasores que ainda domina o cenário.

Nos países ricos, a situação é diferente. Nos Estados Unidos, em 2005, as doenças que mais mataram não foram as infecciosas, e sim as autoimunes, responsáveis por mais de 50% dos óbitos, e apenas 4% deles decorreram diretamente de infecção (gripe, pneumonia e sépsis). Cerca de 6% das mortes foram provocadas por ferimentos (acidentes e suicídios) e 23% por cânceres estimulados pelo sistema imunológico.

A ativação imunológica e a taxa de PCR

Em nosso ambiente, o maior perigo ocorre quando o sistema imunológico se torna hiperativo.

O primeiro grupo de pesquisadores a estudar e reconhecer a relação entre ativação imunológica e problemas como ataque cardíaco, AVC e má circulação sanguínea foi liderado pelo Dr. Paul Ridker, da Faculdade de Medicina de Harvard, em meados da década de 1990. Enquanto realizava estudos sobre o coração, Ridker notou a existência de níveis altos de proteína C-reativa (PCR) no sangue de pacientes que tinham sofrido infarto do miocárdio.

O teste mais comum para verificar a ativação do sistema imunológico é um exame de sangue que mede o nível de PCR – quanto mais elevado ele estiver, mais ativo estará o sistema imunológico. Outra forma comum de avaliação é por meio da taxa de sedimentação. Esse índice mede a velocidade com que as células sanguíneas vermelhas se depositam no fundo de um tubo de exame de sangue. Quanto mais rápido for o processo de sedimentação, mais ativo estará o sistema imunológico.

Uma série de estudos realizados pelo grupo de Ridker mostrou que o nível de PCR também funcionava como um prognóstico melhor de ataque cardíaco do que as taxas de colesterol, a pressão arterial alta (hipertensão), o histórico familiar ou qualquer outro fator de risco tradicional.

Embora um exame de PCR básico já estivesse disponível alguns anos antes da pesquisa de Ridker, o grupo liderado por ele foi fundamental para o desenvolvimento de um teste muito mais sensível e capaz de detectar níveis de PCR com um grau de precisão bem maior.

O desenvolvimento do exame PCR-us (ultrassensível) foi um passo fundamental para a identificação da relação entre ativação imunológica e doenças cardíacas, porque Ridker descobriu que até mesmo os níveis de PCR ligeiramente elevados aumentam a probabilidade de infarto do miocárdio. Esse teste foi considerado então o mais preciso entre todos para distinguir pessoas que estavam menos sujeitas a terem esse problema daquelas que corriam esse risco.

Desde então, diversos pesquisadores vêm confirmando as descobertas de Ridker. Também muito interessante foi a constatação de que, além de apontar doenças cardíacas, o PCR-us elevado é uma indicação de outros problemas de saúde, como aneurismas da aorta abdominal, mal de Alzheimer, fibrilação atrial (batimento cardíaco irregular), diabetes, hipertensão arterial, degeneração macular (uma das principais causas de cegueira), osteoporose, AVC, morte súbita de origem cardíaca e vários tipos de câncer, como o de cólon e o de próstata.

Vale ressaltar que os níveis de PCR aumentam antes mesmo que as doenças se instalem. Isso significa que a ativação imunológica precede as enfermidades.

Os cientistas estão começando a compreender e a identificar a participação específica do sistema imunológico no surgimento dessas doenças. Em parte graças ao trabalho pioneiro de pessoas como Ridker, a medicina já constatou que esse "fogo amigo" pode ocorrer dentro de um corpo com a mesma facilidade com que acontece nas guerras.

Nos conflitos armados, a expressão fogo amigo é usada para descrever um ataque acidental a combatentes aliados ou a outros elementos que devem ser protegidos. Mas, em termos médicos, o que ela significa? Quando o sistema imunológico está envolvido numa guerra para nos livrar de uma ameaça, sua munição pode ferir sem querer órgãos que ele está tentando defender, como o coração, o cérebro, os vasos sanguíneos, o pâncreas ou qualquer outro espectador inocente. Embora seu objetivo seja debelar uma infecção específica, ele pode não conseguir coordenar suas forças com a precisão necessária para que apenas o problema em si seja atacado. Quando suas múltiplas armas atingem outras partes do corpo, isso pode gerar consequências graves.

Portanto, é fácil compreender por que é crucial que haja um equilíbrio entre as ações de proteção e destruição realizadas pelo sistema imunológico. Se funcionar sem esse ajuste, ele pode provocar doenças.

A história de Cynthia

Cynthia marcou uma consulta comigo porque estava com uveíte, uma doença das camadas intermediárias do olho que, em muitos casos, provoca cegueira. É óbvio que ela estava preocupada, sobretudo porque ninguém conseguia descobrir o que estava causando o problema.

Por orientação do seu oftalmologista, ela vinha aplicando diariamente gotas de esteroide nos olhos para impedir que seu sistema imunológico danificasse sua visão. Mas aquele tipo de remédio a estava deixando preocupada. Cynthia sabia que ele poderia causar efeitos colaterais graves, como catarata. No entanto, seu médico lhe dissera que, no seu caso, só havia duas opções: ficar cega em decorrência da uveíte ou ter catarata, que poderia ser removida.

Com exceção do problema no olho, Cynthia era uma pessoa saudável, ativa e estava em boa forma física, porém sentia azia. E, quando fizemos o teste de PCR, o resultado mostrou-se elevado – 3,3mg/l (miligramas por litro). A taxa normal é inferior a 1mg/l. Seu sistema imunológico estava hiperativo. De imediato me perguntei se a bactéria envolvida seria a *Helicobacter pylori*, que, além de ativar o sistema imunológico, pode causar azia. A realização dos exames necessários para investigar a presença desse microrganismo confirmou minha suspeita.

O tratamento dessa infecção é feito no período de duas semanas com uma combinação de antibióticos, e é uma das únicas maneiras comprovadas de erradicar essa bactéria. Três meses após o início do tratamento, Cynthia consultou-se com seu oftalmologista e ele não encontrou mais nenhum sintoma de uveíte. Ela nos disse que, embora ele tivesse demonstrado certo otimismo, ainda não estava convencido de uma possível relação entre aquela doença e a *H. pylori*.

Em uma nova consulta dois meses depois, o oftalmologista voltou a constatar a inexistência de sintomas de uveíte. Surpreso, ele pediu a Cynthia que retornasse ao seu consultório em dois meses. Mais uma vez, nenhum sinal da doença foi observado. Ele começou então a testar todos os seus pacientes com uveíte para verificar se estavam com infecção causada por *H. pylori*.

Dois anos depois, o jornal *Infection* (1º de abril de 2005) publicou o primeiro relatório confirmando a relação entre infecção por *H. pylori* e uveíte na literatura médica. Os pesquisadores descobriram que anticorpos para essa bactéria haviam, de alguma maneira, se alojado dentro dos olhos de pacientes com uveíte.

O caso de Cynthia é um exemplo perfeito de fogo amigo. Na tentativa de combater e debelar uma infecção no estômago, suas células B se reproduziram e fabricaram anticorpos necessários para isso. Esses anticorpos viajaram através da circulação sanguínea à procura do inimigo. Mas, como acontece às vezes, erraram o alvo e acabaram ferindo elementos inocentes. Em vez de atacar o intruso, isto é, a *H. pylori*, eles entraram nos olhos de Cynthia e desencadearam uma resposta imunológica que poderia causar cegueira.

A relação entre envelhecimento e hiperatividade do sistema imunológico

Quanto mais velhos ficamos, mais sujeitos estamos a enfrentar um desastre como o que ocorreu com Cynthia. Isso se deve, em parte, ao enorme banco de dados sobre invasores que nosso sistema imunológico vai montando ao longo do tempo.

Por causa desses registros, o sistema imunológico reage com mais intensidade ao crescente número de forasteiros que já foram identificados. Por fim, nosso organismo pode já ter criado um banco de dados tão grande que o deixe confuso quanto àquilo que faz ou não parte de nós.

Estudos mostram que, à medida que envelhecemos, uma quantidade cada vez maior de anticorpos para órgãos específicos é encontrada na circulação sanguínea. Como o próprio nome diz, esses anticorpos são produzidos pelo sistema imunológico (células B e células-filhas) para atacar determinados órgãos em particular, como o pâncreas, o cérebro e o fígado. Por exemplo, um estudo realizado em Palermo, na Itália (*Mechanisms of Aging and Development*, março de 1997), comparou os níveis de anticorpos desse tipo presentes em indivíduos jovens, idosos e muito idosos. Os resultados revelaram que o número de anticorpos aumentava com a idade – exceto entre as pessoas com 100 anos ou mais. No caso dos centenários, não se observou elevação da quantidade de anticorpos para órgãos específicos.

Um dos aspectos importantes de vivermos até essa idade ou mais é deixarmos de ter esses anticorpos.

Por que o sistema imunológico produziria anticorpos contra nossos próprios órgãos? À medida que envelhecemos, o número de registros no banco de dados do nosso sistema de defesa se multiplica porque ele está constantemente sendo exposto a coisas novas e diferentes. É impossível evitar que alguns dos anticorpos fabricados em resposta a vírus e a alimentos, por exemplo, acabem reagindo aos nossos órgãos. Enquanto esse cadastro cresce, aumenta também a chance de que alguns desses anticorpos ataquem nossos tecidos, e não apenas os vírus e as bactérias que estão procurando. Contudo, os centenários saudáveis, que gozam de um sistema imunológico sadio e não hiperativo, não possuem anticorpos para órgãos específicos.

Esse e outros estudos do gênero indicam que a ausência de anticorpos para órgãos específicos é um fator importante para que o processo de envelhecimento ocorra da melhor maneira possível. Portanto, quanto mais tranquilo for nosso sistema imunológico, mais saudáveis seremos – e é exatamente isso que o Programa de Sete Passos para a UltraLongevidade ajudará você a alcançar.

O sistema imunológico e os invasores

Quando o sistema de defesa de um país é exigido ao extremo diante do ataque simultâneo de muitos inimigos, a probabilidade de ocorrência de problemas se multiplica. Isso também acontece com nosso organismo quando ele precisa enfrentar um grande número de ameaças.

Essas falhas provocam um mau funcionamento do sistema imunológico e esse desacerto causa danos ao corpo.

O processo que faz com que a ativação imunológica prejudique o organismo passou a ser compreendido por meio de pesquisas sobre diversas doenças, em especial a aterosclerose, ou endurecimento das artérias, que provoca ataque cardíaco, AVC e outros problemas circulatórios.

A aterosclerose é causada pela formação de placas na parede de qualquer artéria – das carótidas às que irrigam o coração. Existem muitos tipos diferentes de placas, mas esse que se forma no interior das artérias é composto de gordura (lipídio), que é basicamente colesterol, de uma mistura de células (como macrófagos e fibroblastos) e de uma sopa química cujos ingredientes incluem citocinas, enzimas e radicais livres.

A placa vai se acumulando devagar nas artérias de pessoas que apresentam pressão arterial e colesterol altos, determinados fatores genéticos e/ou que fumam. Sua formação é perigosa e pode provocar ataque cardíaco ou AVC no momento em que o sistema imunológico é ativado. Veremos a seguir como esse quadro costuma ocorrer.

Por um motivo qualquer – reação a uma infecção, estresse, privação de sono, etc. –, um alerta, como o de uma convocação geral para a guerra, é enviado ao sistema imunológico. Como vimos, esse sinal é emitido pelas citocinas, que são liberadas pelas células brancas.

Quando essa convocação é feita, os PMs (macrófagos) são ativados e, como cães de caça seguindo um rastro, eles saem à procura de possíveis invasores ou de áreas para combater o inimigo. Os PMs se fixam então no revestimento dos vasos sanguíneos e, depois que estão bem firmes, começam a se infiltrar na parede da artéria à procura de intrusos.

Uma vez dentro da parede da artéria, os PMs engolem qualquer coisa que dê a impressão de não pertencer àquela área, como as pequenas partículas de colesterol que se acumularam ali. Por acreditarem que estão lutando contra um inimigo, eles lançam mais citocinas, o que amplia a ativação imunológica naquele local. Isso faz com que mais macrófagos sejam convocados e sigam o "cheiro" das citocinas até lá.

Outros combatentes, como as células T e as células dendríticas, também seguem os sinais químicos até que uma batalha microscópica se estabelece dentro da parede da artéria.

Cada um desses soldados libera suas próprias armas químicas, de anticorpos a radicais livres e enzimas que digerem proteínas. Logo, o minúsculo campo de batalha se torna uma espécie de furúnculo na parede da artéria – uma placa gordurosa que pode se romper e causar fissuras na artéria. Com isso, uma pequena quantidade de sangue e de colesterol rançoso passa para a corrente sanguínea. Na tentativa de estancar esse vazamento, o corpo forma um coágulo que bloqueia o fluxo de sangue na artéria, o que pode provocar ataque cardíaco, AVC ou qualquer outro desastre circulatório.

Da mesma forma, no caso de doenças do cérebro, como o mal de Alzheimer, o dano às células nervosas também é causado pela ativação imunológica.

A convocação para a guerra pode ter sido emitida por qualquer motivo isolado num local muito distante do cérebro. Talvez sua origem tenha a ver com uma infecção, com a obesidade, com a má forma física ou com centenas de minúsculas batalhas que estejam sendo travadas nas placas arteriais em todo o corpo.

No cérebro, os PMs são chamados de células microgliais, ou micróglias. Esses defensores são ativados pelos mesmos sinais – citocinas, PCR e outros – e começam a engolir qualquer coisa que pareça não pertencer àquele local. Muitas vezes, esses alvos estranhos são depósitos de uma proteína chamada amiloide. Depois que um PM engole uma proteína desse tipo, ele desencadeia uma reação que provoca, outra vez, uma resposta imunológica muito rigorosa. Essa reação hiperativa danifica os neurônios e, por fim, causa a perda de função cerebral característica do mal de Alzheimer.

Artrite, diabetes, osteoporose, asma, AVC, hipertensão arterial, enfisema e obesidade são outras enfermidades características de uma resposta imunológica exagerada.

O envelhecimento ocorre por etapas

Como eu disse, o envelhecimento não equivale ao passar do tempo tal como o medimos pelo avançar dos dias, dos meses e dos anos. Ele acontece por etapas que podem ser mais ou menos intensas, dependendo do nível de hiperatividade do sistema imunológico.

Todos nós conhecemos as fases do crescimento. Se você tem filhos, já notou como esse processo é variável. Em determinadas semanas, as crianças parecem crescer cerca de 3cm; em outras, achamos que sua estatura não aumentou nem mesmo 1cm.

A ciência descobriu que envelhecemos de maneira semelhante. Lembre-se de que o envelhecimento ocorre à medida que nossas células vão morrendo. É claro que isso é algo muito diferente do crescimento e do desenvolvimento humanos. As crianças não estão *envelhecendo*, e sim *amadurecendo* e chegando à plenitude da vida. Por outro lado, o processo da senilidade, ou de diminuição funcional, é ocasionado pela perda de células e pelo declínio da capacidade máxima dos órgãos resultante da hiperatividade do sistema imunológico. O envelhecimento só começa depois que estamos totalmente maduros – perto do final da segunda década de vida e pouco depois dos 30 anos.

Mas, assim como o crescimento, esse processo ocorre em fases. Nesses períodos, vamos perdendo a função dos órgãos com mais rapidez. A intensidade de cada um desses estágios depende do grau de hiperatividade do sistema imunológico – quanto mais potente e prolongada for sua ativação, mais acentuada será a etapa de envelhecimento.

Quantas vezes você já olhou para uma pessoa e teve a impressão de que ela envelheceu muito em pouco tempo? Se verificasse embaixo de seu "revestimento", digamos assim, você encontraria todos os tipos de evidência de ativação imunológica: níveis altos de PCR, alta concentração de células brancas e células brancas ativadas patrulhando o corpo com a missão de procurar, identificar e destruir.

Por outro lado, uma pessoa que parece ser muito mais jovem do que é costuma ser calma, tranquila e saudável e quase nunca está acima do peso. Dentro dela você provavelmente encontraria níveis baixos de PCR e de interleucina, pouca quantidade de células brancas, etc.

Para desacelerar o processo de envelhecimento, precisamos evitar as fases em que ele é causado por ativação imunológica desnecessária. Com isso, poderemos ter uma vida saudável e extraordinariamente longa.

A história de Leonard

Conheci Leonard em outubro de 2003. Ele tinha 79 anos e me procurou por indicação de seu irmão, meu paciente de longa data.

Seu problema era grave: aterosclerose progressiva com risco de ataque cardíaco iminente. Após sentir dores no peito e, em seguida, dificuldade de respirar, ele procurou seu médico, que recomendou hospitalização imediata e exames do coração. O que o deixou apavorado foi saber que precisaria se submeter a uma cirurgia de revascularização do miocárdio, com a colocação de pontes de safena. Aquilo era a última coisa que ele queria fazer, e, por achar que já tinha idade suficiente para recusar aquela orientação e procurar outras opções, Leonard pediu ajuda ao irmão.

Já na primeira consulta, percebi que seu sistema imunológico deveria estar hiperativo – dores no peito e falta de ar deixariam o sistema de qualquer um em grande agitação. Acontece que, além disso, Leonard se queixava de dores por todo o corpo (fato que atribuía à idade), sentia-se cansado, estava mentalmente lento e ganhara peso.

Um exame de sangue confirmou minhas suspeitas. Seu nível de PCR estava excessivamente alto: 15,8mg/l (a taxa normal é inferior a 1mg/l). E havia outras anormalidades também: maior quantidade de células brancas do que o recomendado, nível elevado de açúcar no sangue, indicativo de tendência à diabetes, além de hipertensão arterial. Ele apresentava todos os sinais clássicos de hiperatividade imunológica.

A verdadeira dúvida não era sobre o que estava errado, mas quanto a ser, ou não, tarde demais para ajudá-lo.

É claro que estávamos todos alarmados com a possibilidade de seu sistema imunológico ter permanecido hiperativo por muito tempo. No entanto, ele estava inflexível – não queria fazer uma angiografia nem se submeter a uma cirurgia para colocação de ponte de safena ou *stent*.

Para fazer com que seu sistema imunológico recuperasse o funcionamento normal, o incluímos imediatamente no Programa da UltraLongevidade. Ele começou a praticar exercícios respiratórios *qigong*, *tai chi chuan* e caminhadas diárias. Adotou uma nova dieta, composta de refeições com baixo teor calórico, ricas em fibras e pobres em açúcar. Passou a tomar suplementos com vitaminas B, C e E e óleo de peixe, além de aspirina e uma medicação para reduzir o colesterol – uma estatina que produz também um efeito benéfico na ativação imunológica.

Para ajudá-lo a serenar tanto o espírito quanto o sistema imunológico, insistimos para que ele recebesse massagens e se cercasse de aromas e músicas suaves.

Ele seguiu o programa à risca e, após duas semanas, já estava se sentindo bem melhor. Sete semanas depois, constatamos os seguintes progressos: seu nível de PCR baixara de 15,8 para 1,4, a taxa de glicose no sangue se normalizara, sua pressão arterial caíra 20 pontos e ele tinha emagrecido 5kg.

Leonard continuou a seguir o programa com todo o entusiasmo. Oito semanas depois, seu nível de PCR estava em 0,4. Ele se sentia ótimo e não apresentava outros sintomas. Não havia mais nenhum sinal de ativação imunológica, e a cirurgia cardíaca fora definitivamente evitada. Leonard ainda está bem e permanece no programa.

Como vimos, o sistema imunológico, assim como o sistema de defesa de um país, tem duas tarefas básicas:

1. Reagir diante de acidentes e emergências.
2. Proporcionar segurança nas áreas de fronteira.

Como você verá a seguir, sempre que essas tarefas não são cumpridas da maneira correta, ocorre hiperatividade imunológica – e, com ela, vem o envelhecimento.

Reações a acidentes e emergências

Reagir a acidentes e emergências é um meio infalível de deixar o sistema imunológico excessivamente ativado.

Lesões físicas

A lesão física é um dos tipos de acidente. Digamos que você quebre a perna, que se corte ou que leve um tiro. A resposta imunológica a traumatismos como esses é muito intensa. (Em termos de segurança nacional, essas ocorrências equivalem a um furacão, a uma erupção vulcânica ou a um bombardeio.)

Quando uma pessoa com uma lesão grave entra na sala de emergência de um hospital, seu sistema imunológico está descontrolado. Isso é fácil de ser constatado: seu número de células sanguíneas brancas, sua taxa de sedimentação e seu nível de PCR estão todos nas alturas. O sistema imunológico responde com toda a intensidade a um traumatismo de grandes proporções lançando milhares de células brancas na circulação sanguínea e no próprio local do ferimento.

Por exemplo, quando se trata de um corte, o sistema imunológico tem que defender o corpo daquele ferimento fechando o orifício, matando as bactérias que passaram por ali e descobrindo o que aconteceu – ele não consegue compreender o que houve até que seus observadores cheguem ao local e avaliem o dano. No início, tudo o que sabe é que o organismo disparou um alarme por causa de um acidente. Como o traumatismo pode ser fatal, o sistema imunológico precisa considerá-lo uma ameaça com capacidade de matar depressa – e deve agir com base nisso.

Portanto, as lesões são um dos tipos de emergência que desencadeiam uma forte resposta imunológica.

Muitas vezes, quando pergunto a meus pacientes a causa do óbito de determinado familiar, escuto: "Ela morreu por causa de uma fratura no quadril." O fato é que esse tipo lesão não é letal. Ela dói, é óbvio, mas, no quadril, não existe nenhuma estrutura vital cujo traumatismo possa provocar a morte. Entretanto, de acordo com um estudo publicado no *JAMA* (6 de junho de 2001), em pacientes com mais de 50 anos, a taxa de mortalidade decorrente de fratura no quadril é de 13,5% nos primeiros seis meses após o acidente.

Esses óbitos são consequências da ativação imunológica desencadeada pela lesão. A forte resposta imunológica eleva os índices de ataque cardíaco, de AVC e de coágulos fatais no sangue – e essas são as ocorrências que podem matar.

Hipóxia

A hipóxia, ou diminuição da taxa de oxigênio no ar inspirado, no sangue arterial ou nos tecidos, é outro tipo de emergência. Esse problema pode ser causado por afogamento, asfixia, grandes altitudes e apneia do sono, um distúrbio comum em que a pessoa sofre repetidas paradas respiratórias enquanto está dormindo. Em alguns casos, isso acontece porque a língua desliza para o fundo da garganta, bloqueando as vias respiratórias. O nível de oxigênio começa a cair e, quando está muito baixo, a pessoa desperta e permanece acordada apenas o suficiente para retomar a respiração.

Muitos testes mostram que indivíduos com apneia do sono apresentam níveis de PCR muito altos e que, quando esse distúrbio é resolvido, essas taxas caem – evidência de que o sistema imunológico é ativado sempre que ocorre hipóxia.

A redução da função pulmonar também tem sido associada à ativação imunológica porque muitas vezes causa hipóxia. Uma revisão de 14 estudos (*Thorax*, 2004) mostrou que esse problema estava vinculado à evidência de ativação imunológica, inclusive de PCR elevado, de grande quantidade de células sanguíneas brancas e de presença de citocinas, como o fator de necrose tumoral alfa (FNT-alfa).

Só conseguimos viver sem oxigênio por 3 a 4 minutos. No entanto, ainda que sejamos capazes de sobreviver à hipóxia, a falta de oxigênio causa um enorme dano ao organismo, e isso é um sinal inequívoco de que estamos correndo grave perigo.

Um terceiro tipo de emergência pode ser comparado a um ataque terrorista ao corpo. Os culpados podem ser qualquer um entre centenas de malfeitores, como estreptococos, gripe aviária, pneumonia, infecção renal e bronquite.

Todos esses terroristas podem nos matar e, por este motivo, também provocam uma forte ativação do sistema imunológico. A ciência descobriu que quanto mais infecções graves uma pessoa tenha tido, maior seu risco de vir a enfrentar problemas de saúde como ataque cardíaco, AVC e câncer.

Um estudo publicado no *American Journal of Cardiology* de 2003 revelou uma forte relação entre a quantidade de anticorpos para micróbios específicos (como as bactérias *Chlamydia pneumoniae* e *H. pylori*, o citomegalovírus e o vírus herpes simples 1) e a ocorrência de doença arterial coronariana (obstrução das artérias que levam sangue ao coração). Portanto, quanto maior o número de vezes que uma pessoa tenha sido infectada, maior sua probabilidade de desenvolver esse tipo de problema cardíaco.

Muitas infecções também têm sido associadas a diversos tipos de câncer. O célebre médico grego Cláudio Galeno foi o primeiro a perceber essa relação, cerca de 2 mil anos atrás. Hoje, as infecções causadas por microrganismos são responsáveis por 1/5 das ocorrências de câncer em todo o mundo. Alguns exemplos dessas associações: *H. pylori* (câncer de estômago), esquistossomose (câncer na bexiga), vírus Epstein-Barr (linfoma), vírus do papiloma humano – HPV (câncer do colo do útero) e hepatites B e C (câncer no fígado).

Infecções crônicas, de qualquer tipo, parecem aumentar o risco de câncer. Por exemplo, a infecção óssea crônica (osteomielite) é associada ao câncer ósseo, enquanto a bronquite crônica tem sido vinculada ao câncer de pulmão. Em fevereiro de 2006, pesquisadores da Universidade da Califórnia em São Francisco descobriram um vírus em tumores da próstata, o que indica uma possível relação entre infecções virais e o câncer que acomete esse órgão.

Sabe-se também que existe uma relação entre infecções crônicas e algumas doenças do cérebro, como a demência e o mal de Alzheimer. Em 1998, pesquisadores da Escola de Medicina Hahnemann, na Filadélfia, identificaram a presença da bactéria *Chlamydia pneumoniae* no cérebro de 17 de 19 pacientes com mal de Alzheimer. Outras infecções, como o herpes, também vêm sendo associadas ao mal de Alzheimer (*Neurobiology of Aging*, maio/junho de 2004).

Além disso, as infecções têm sido vinculadas a muitas doenças autoimunes clássicas. Por exemplo, a infecção da garganta por estreptococo não é uma ocorrência alarmante – quase todas as pessoas conseguem se recuperar disso sozinhas. No entanto, quando ela não é tratada com antibióticos, a probabilidade de desenvolvimento de doença renal autoimune e de problemas nas válvulas cardíacas (doença reumática do coração) se torna muito maior. Antes da descoberta da penicilina, no final da década de 1920, a taxa de incidência de febre reumática e de doença reumática do coração era extremamente elevada comparada à de hoje.

As infecções por vírus e bactérias têm sido consideradas também a causa de esclerose múltipla (*herpesvirus* humano), artrite reumatoide (estreptococo), doença de Crohn (*Mycobacterium paratuberculosis*), miocardite (vírus coxsackie B) e de outras doenças autoimunes.

Como essas informações deixam claro, a reação imediata do sistema imunológico a uma infecção específica o deixa ativado por muito tempo, até mesmo após o problema inicial ter sido debelado – e isso desencadeia problemas que podem durar por toda a vida.

Câncer

O câncer pode ser comparado a um estado de guerra no corpo. O sistema imunológico fica excessivamente ativado sempre que essa doença está se desenvolvendo, e nessa situação o potencial de danos é enorme.

Muitas evidências mostram que o corpo luta contra as investidas do câncer o tempo todo. De vez em quando, uma célula num lugar qualquer do organismo sofre uma mutação de DNA, o que a transforma numa célula cancerígena. Isso pode ocorrer por diversos motivos, como exposição à radiação ou a algum produto químico num nível tóxico, como um resultado inesperado gerado pelo próprio metabolismo ou em decorrência da infecção de uma célula por vírus, de danos ao interior de uma célula por um radical livre ou apenas como um dos erros que às vezes acontecem durante o processo de divisão das células e de sua reprodução.

Em muitos casos de necropsias detalhadas, os pesquisadores encontram células cancerígenas, embora a pessoa em questão não tenha morrido de câncer. Por exemplo, até 1/3 desses exames mostra a presença de câncer microscópico na glândula tireoide. Além disso, os que são feitos em cadáveres do sexo masculino de 80 anos ou mais revelam que mais de 80% deles apresentam células cancerígenas na próstata.

Embora o câncer frequentemente tenha origem numa base celular, as células cancerígenas não costumam se transformar em tumores letais porque o sistema imunológico as detecta e as extermina assim que elas surgem. Nosso sistema de defesa está sempre patrulhando o corpo em busca desse tipo de ameaça maligna. No entanto, por causa da própria natureza das células, sua identificação pode ser uma tarefa bastante complicada.

As células cancerígenas surgem de forma normal, mas, por causa de mutações, perdem o controle do processo natural que regula sua divisão e reprodução. Em pouco tempo, começam a se dividir e a se multiplicar bem depressa – uma célula se transforma em duas, que se tornam quatro, que passam a ser oito, e assim por diante até que um tumor potencialmente letal com milhões de células tenha sido formado.

O problema é que o sistema imunológico "vê" as células cancerígenas como parte de nós – e, a não ser que a mutação crie células muito esquisitas, pode ser bastante difícil distingui-las das células normais. Isso gera um enorme desafio. A semelhança entre elas produz um mecanismo de disfarce que permite às células cancerígenas circular por nosso sistema de defesa sem serem detectadas. Dessa forma, elas conseguem se desenvolver livremente e se transformar em tumores.

Mas, antes que uma célula cancerígena se torne um tumor, é preciso que outro fato ocorra: a criação de um suprimento de sangue à parte. Os tumores são massas constituídas de células, e todas as células – incluindo as cancerígenas – têm que ser alimentadas. Elas requerem os mesmos nutrientes, que são proteínas, açúcares, vitaminas e minerais. Na verdade, como as células cancerígenas crescem rápido, um tumor costuma necessitar de um fluxo maior de sangue do que um grupo de células normais.

Os tumores geram seus próprios suprimentos de sangue por meio de um processo chamado angiogênese (que significa origem e formação dos vasos sanguíneos). Um fato surpreendente é que o sistema imunológico contribui de modo involuntário para a angiogênese quando produz compostos conhecidos como fatores angiogênicos, isto é, de desenvolvimento vascular. E, quando um tumor está em crescimento, não é nada bom permitir que ele conte com um fluxo extra de sangue. Infelizmente, o sistema imunológico pode colaborar para isso. Veja a seguir por que esse processo ocorre.

É provável que, durante a patrulha, os PMs (macrófagos) identifiquem um tumor em desenvolvimento, o considerem estranho àquele local e o tratem como um invasor. Eles começam a atacá-lo da mesma forma que fariam com qualquer outra ameaça – devorando algumas de suas células, liberando citocinas e convocando mais PMs e outras células de combate para ajudar.

Em seus esforços para proteger o corpo, os PMs começam também a aumentar o fluxo de sangue na área para ajudá-los em suas ações defensivas. Quando o objetivo é combater uma infecção, essa é uma boa estratégia. Mais sangue corresponde a mais circulação, o que ajuda no combate porque dilui a força das bactérias e dos germes responsáveis pela infecção e os arrasta dali. No caso do câncer, no entanto, um fluxo adicional de sangue provoca o efeito contrário – ao levar mais nutrientes para o tumor, ele favorece seu crescimento.

O aumento do fluxo de sangue pode causar também um fato terrível: ajudar as células cancerígenas a se dissociar do tumor principal, migrar e chegar a outras partes do corpo. Esse deslocamento, conhecido como metástase, é o que, por fim, torna o câncer fatal. O sistema imunológico se torna, portanto, cúmplice involuntário desse processo mortal por favorecer a nutrição e a disseminação dessas células malignas. Essa é outra forma de fogo amigo.

Estamos apenas começando a aprender maneiras de controlar o sistema imunológico e de instruí-lo a matar as células cancerígenas em vez de, involuntariamente, estimular seu crescimento. A estratégia de bloquear os efeitos de alimentação do tumor para que ele não possa se desenvolver é chamada de terapia antiangiogênica. Os laboratórios farmacêuticos estão realizando investimentos bilionários numa disputa para fabricar os primeiros medicamentos eficazes desse tipo.

Um fato estimulante é a confirmação de que existem muitos compostos capazes de impedir a formação de vasos sanguíneos que favoreçam tumores. Entre eles estão vitaminas, ervas medicinais, extratos de alimentos, além de medicamentos que requerem prescrição médica e de outros que podem ser adquiridos livremente. A possibilidade de usar diversas substâncias a que temos fácil acesso e que são pouco tóxicas com o objetivo de restringir o crescimento e a disseminação do câncer é uma descoberta promissora que nos permite controlar a força do sistema imunológico bloqueando suas ações negativas.

Os genes e a imunidade

Uma das perguntas que ouço com mais frequência é: "Como meus genes afetam a imunidade e o envelhecimento?" Respondo que não sabemos exatamente.

Pesquisadores já identificaram dezenas de genes que parecem regular a função do sistema imunológico. Os exemplos incluem aqueles envolvidos na produção de anticorpos e os responsáveis pela fabricação de citocinas. A ciência também já conhece alguns dos genes que afetam o sistema imunológico e a longevidade e que variam um pouco de pessoa para pessoa. Essas desigualdades genéticas podem ajudar a explicar as diferenças na função imunológica e na velocidade de envelhecimento entre os indivíduos.

Seja para o bem ou para o mal, todos nós nascemos com determinado conjunto de genes que carregamos por toda a vida. Como o recebemos dos nossos pais, quase todos nós temos uma ideia do que nos aguarda. No entanto, por causa da combinação e da mistura dos genes dos nossos pais, não seguiremos seu caminho genético à risca.

A realização de exames nessa área vem se tornando bastante usual, o que tem nos proporcionado um conhecimento cada vez maior sobre aqueles genes específicos que todos nós possuímos. O Projeto Genoma Humano já mapeou todo o conjunto dos nossos genes. Entretanto, identificou apenas os 30 mil genes humanos comuns, e não aquelas pequenas variações genéticas que apresentamos. São elas que fazem com que cada um de nós seja único.

Para quem tem uma visão proativa em relação à própria saúde, o conhecimento de sua formação genética pode ajudar a direcionar seus esforços preventivos de modo mais eficaz. Por exemplo, se os genes de uma pessoa indicam uma probabilidade maior de desenvolvimento de doença cardíaca, o controle do colesterol e da pressão arterial poderá ser mais importante para ela do que para alguém que não corre esse risco.

Acontece que, como o sistema imunológico exerce um papel fundamental nos processos que envolvem o surgimento de doenças e o envelhecimento, todas as pessoas deveriam tentar melhorá-lo, independentemente de sua formação genética.

A questão principal é que, pelo que sabemos até agora, as informações que um exame genético pode nos fornecer indicam apenas possibilidades, probabilidades e riscos futuros. Ele não é capaz de revelar o que nosso sistema imunológico está realizando neste exato momento. Não pode nos dizer, por exemplo, se esse sistema está reagindo a nosso estado emocional ou a uma infecção. Não consegue nos informar sobre os efeitos que o ambiente, nossos sentimentos, nossos hábitos ou o estresse estão exercendo sobre nós. Portanto, por mais aperfeiçoados que se tornem esses testes, eles provavelmente não nos darão a resposta definitiva para explicar ou melhorar nossas condições de saúde. Apesar dos genes, o sistema imunológico permanecerá como o fator preponderante no controle da saúde e na velocidade do envelhecimento.

As emoções

Outra área de ativação do sistema imunológico é a que reage a acidentes percebidos porém não confirmados. Para rastrear o organismo em busca de possíveis ameaças, o sistema imunológico adota diversas estratégias – uma delas é recorrer às nossas emoções. Sim, é isto mesmo: ele as monitora para obter vantagem antecipada.

Essa habilidade foi aprimorada ao longo dos milênios com o objetivo de assegurar nossa sobrevivência. O sistema imunológico é inteligente o bastante para compreender a importância de saber que estamos, por exemplo, sentindo medo, uma emoção que, muitas vezes, é seguida por dor, infecção, lesão e até mesmo morte. O medo é interpretado como ameaça real ou, no mínimo, provável. Da mesma forma, a hostilidade, o desespero e a frustração são considerados possíveis perigos.

Novas pesquisas médicas mostram que, quando sentimos medo, raiva ou depressão, ficamos mais vulneráveis a doenças associadas ao envelhecimento. Em um estudo feito ao longo de 10 anos com jovens adultos e publicado no *JAMA* (17 de maio de 2000), o grau de hostilidade aferido foi correlacionado à formação de placa calcificada nas artérias coronarianas. Além disso, a hostilidade foi vinculada ao desenvolvimento de hipertensão arterial – quanto mais intensa essa emoção, maior o risco de hipertensão.

Um estudo realizado pelo Departamento de Ciências Comportamentais da Universidade Duke e divulgado no *Psychosomatic Medicine* (setembro/outubro de 2004) revelou que um grau maior de raiva e hostilidade indicava níveis mais elevados de PCR.

Provou-se também que a ansiedade ativa o sistema imunológico. Em uma pesquisa realizada em 2004 com 1.100 homens e mulheres, o grau de medo de um ataque terrorista que uma pessoa sentia estava correlacionado ao seu nível de ativação imunológica (*Psychosomatic Medicine*, julho/agosto de 2004).

A depressão e o desespero são outras emoções que afetam a ativação imunológica. Um estudo finlandês envolvendo mais de 5 mil pessoas e publicado no *Biological Psychiatry* (7 de abril de 2006) revelou que a presença de depressão forte nos homens estava associada a altos níveis de PCR.

A ciência já suspeitava de uma poderosa conexão entre emoções e saúde há algum tempo, contudo somente agora estamos começando a compreender o motivo dessa ligação e seu funcionamento. A pesquisa mostra que uma solução para evitar doenças cardíacas é a habilidade para controlar as emoções. É por isso que biofeedback, meditação, ioga e pensamentos altruístas, entre outros recursos e técnicas, são capazes de anular ou minimizar os efeitos adversos do medo, da hostilidade e da depressão.

E de que maneira o sistema imunológico capta essas emoções? Da mesma forma que o cérebro faria, ou seja, por meio de mensageiros químicos, entre eles a adrenalina, a serotonina, a dopamina e outros neurotransmissores.

Os cientistas ainda não sabem exatamente em que parte do corpo as emoções têm origem. É provável que comecem no cérebro junto com os pensamentos, porém isso ainda é uma teoria – outras hipóteses situam a base das emoções nos centros nervosos do intestino.

O que se sabe é que determinados produtos químicos são lançados na circulação sanguínea quando vivenciamos emoções específicas. O medo, por exemplo, provoca a liberação de adrenalina, de cortisol e de uma mescla de outras substâncias químicas. O amor parece estar associado a uma mistura de dopamina e oxitocina. Como as emoções são muito complexas, o padrão exato e a identificação química de cada uma delas ainda não foram inteiramente decifrados.

O que está claro é que o cérebro não é a única parte do corpo que cria ou percebe estados emocionais. Pesquisas já mostraram que o sistema imunológico também está muito envolvido nesse processo.

Em *Molecules of Emotion* (Moléculas da emoção), a pesquisadora Candace Pert, do Instituto Nacional de Saúde, relata como conseguiu provar que as células sanguíneas brancas do sistema imunológico contêm receptores que percebem os mesmos neurotransmissores que o cérebro utiliza para transmitir emoções, como a adrenalina, a serotonina, a oxitocina e a dopamina. Em outras palavras, o sistema imunológico dispõe de um método bem desenvolvido para captar as emoções e, em seguida, responder à ameaça que as causou.

A história de Jennifer

Aos 52 anos, Jennifer não sabia o que fazer. Além de apresentar hipertensão arterial, colesterol alto e cansaço, ela se sentia muito deprimida, e basicamente por um único motivo: seu marido estava com o mal de Alzheimer.

Quando Jennifer ia ao meu consultório na época da realização dos seus checkups, passávamos a maior parte do tempo conversando sobre as estratégias que ela vinha adotando para lidar com aquela situação. No entanto, apesar dos nossos esforços, não conseguíamos descobrir um meio de libertá-la das garras da depressão.

A cada um dos seus checkups, o nível de PCR e a quantidade de células sanguíneas brancas se mostravam elevados. Embora ela seguisse um programa de exercícios regulares, adotasse uma dieta saudável e tomasse medicação para hipertensão arterial e colesterol alto, seu sistema imunológico permanecia no estado de alerta máximo.

Como era esperado, o marido de Jennifer acabou morrendo. Ela começou a vivenciar o processo de luto e a fazer terapia para compreender o que havia acontecido e como se posicionaria na vida a partir daquele momento. Após uma longa ausência, ela retornou a Canyon Ranch. Mais uma vez, constatamos que seus sintomas permaneciam inalterados e que, acima de tudo, os níveis de PCR continuavam elevados.

Pedimos então a Jennifer que desse início ao Programa da UltraLongevidade. Como todo paciente tem suas necessidades específicas, eles não dedicam o mesmo grau de atenção a cada etapa. No caso de Jennifer, seria necessário que se concentrasse nas suas emoções. Nossa orientação foi que ela fizesse caminhadas diárias e praticasse ioga e exercícios respiratórios *qigong*. Ela continuou com o trabalho de superação do luto e começou a fazer também uma terapia chamada dessensibilização e reprocessamento por meio dos movimentos oculares. Essa nova atividade a ajudou a lidar com o trauma da perda do marido e com o distúrbio do estresse pós-traumático.

Aos poucos, o programa começou a funcionar. Jennifer disse que estava se sentindo melhor.

Não nos vimos nos seis meses seguintes. Toda a equipe ficou surpresa e satisfeita quando ela retornou. Depois de se concentrar na melhora do seu estado emocional e na melhora do seu sistema imunológico, Jennifer viveu uma total transformação. Suas emoções estavam mais leves, sua aparência se tornara mais juvenil e ela emagrecera 15kg. Jennifer já havia experimentado um grande número de dietas; porém, ao se dedicar a equilibrar seu sistema imunológico, ela havia, por fim, encontrado uma maneira de perder peso. Sua pressão arterial estava no patamar mais baixo que já havíamos aferido e seu colesterol também. Além disso, naquele momento, os marcadores específicos do seu sistema imunológico estavam na faixa de variação considerada ótima.

Ela contou que não se lembrava de já ter se sentido tão bem. Estava com muita energia, animada e com uma visão positiva da vida. Sua saúde fora recuperada.

A segurança das fronteiras

O sistema imunológico precisa patrulhar as fronteiras do corpo – os limites entre ele e o mundo exterior. Essa área é enorme e abrange não apenas a pele e o trato respiratório como também o sistema reprodutor e o intestino.

Os possíveis pontos de entrada de invasores englobam uma região muito grande, e o sistema imunológico precisa vasculhá-la inteiramente – como já foi mencionado, a área do intestino delgado equivale ao tamanho de uma quadra de tênis. Se acrescentarmos a superfície dos pulmões, com quase $80m^2$, e a pele, com cerca de $20m^2$, veremos que o sistema imunológico patrulha sem parar uma fronteira que tem cerca de 80% da dimensão de uma quadra de basquete de tamanho oficial.

Embora as tropas de fronteira nos protejam com eficácia, elas também podem causar a hiperatividade do sistema imunológico e, assim, nos fazer envelhecer antes do tempo. Considere, por exemplo, pessoas que foram expostas a estreptococos. As amígdalas reagem a essas bactérias, o que ativa uma resposta imunológica visível não apenas na garganta como em todo o sistema imunológico. Por quê? Porque a defesa contra esse tipo de microrganismo provoca uma mobilização maciça de anticorpos e do sistema complemento. Esse nível de reação pode obstruir os rins com anticorpos, complemento e citocinas e pode até acarretar sua falência.

Uma tropa de fronteira hiperativa nos pulmões é a causa da asma – as células imunológicas desse órgão que combatem ameaças inaladas, como pólen, poeira e fumaça, podem desencadear uma reação que provoca inchaço e constrição das vias respiratórias, o que, por sua vez, ocasiona falta de ar, tosse, espirro – e asma. Portanto, é a forte reação do sistema imunológico que faz uma pessoa respirar mal, e não aquilo que foi inalado.

Amigos versus inimigos

Nem todos os intrusos que conseguem atravessar nossas fronteiras desencadeiam uma resposta imunológica – ou uma resposta imunológica acertada. Durante milhões de anos, o sistema imunológico evoluiu para ser capaz de distinguir turistas amigáveis de terroristas.

Os turistas amigáveis entram no nosso corpo ou porque estão passando de modo inofensivo por nós ou porque pretendem ficar e nos ajudar (em vez de iniciar um ataque). A maioria dos micróbios que vivem em torno e dentro do nosso corpo – entre eles os microscópicos ácaros que habitam nossas sobrancelhas e as bactérias amistosas que se encontram na nossa pele – não pretende nos causar danos. Alguns desses intrusos são até mais do que meros visitantes – são partes essenciais do nosso sistema de defesa. Seria possível dizer que, para ajudá-lo na sua tarefa de nos proteger, o sistema imunológico contrata outras forças de segurança.

No intestino, por exemplo, ele emprega bactérias num esquema de simbiose, isto é, de ajuda mútua entre esses microrganismos e nosso corpo. Nesse tipo de programa as bactérias podem devorar a porção indigerível dos alimentos que comemos e, em troca, ajudam a proteger as fronteiras intestinais dos piores e potenciais terroristas que surjam na forma de bactérias, germes e micróbios.

Empregar de forma eficiente bactérias saudáveis e adequadas para realizar algumas das tarefas de segurança é uma estratégia importante para prevenir doenças autoimunes, a ativação imunológica e o envelhecimento. Um número cada vez maior de evidências mostra que o sistema imunológico precisa de microrganismos desse tipo para se desenvolver e funcionar corretamente.

Antibióticos: uma faca de dois gumes

Um dos problemas associados ao uso frequente de antibióticos é o fato de que essas drogas potentes eliminam bactérias saudáveis que habitam nosso intestino. É como se matássemos todos os principais aliados do nosso organismo. De repente, nossas defesas ficam mais fracas, permitindo que os bandidos ajam livremente.

Enquanto isso, nos hospitais aumenta a preocupação com o crescimento da resistência das bactérias aos antibióticos. Nesses ambientes são prescritos tantos remédios do gênero que os germes que vivem nas camas, nos equipamentos de monitoração, nas pias, nas maçanetas e em praticamente todos os lugares estão deixando de ser vulneráveis à maioria dessas substâncias. Algumas das bactérias mais resistentes já não sucumbem à ação de *nenhum* tipo de antibiótico, até mesmo dos mais poderosos.

Determinados tipos de tuberculose, por exemplo, não podem mais ser curados por nenhum antibiótico conhecido. Algumas bactérias, como o SARM (*Staphylococcus aureus* resistente à meticilina) e o VER (*Enterococcus* resistente à vancomicina), representam um grave risco para os pacientes.

Portanto, a ingestão de antibióticos pode provocar o indesejado efeito de estimular a resistência a medicamentos do gênero em muitas bactérias que vivem em nosso intestino. Esses microrganismos se tornam então mais perniciosos e mais invasivos e, provavelmente, ativarão ainda mais o sistema imunológico.

A ciência já mostrou que o uso desse tipo de remédio está associado também a outras doenças resultantes da ativação imunológica. Por exemplo, de acordo com um estudo publicado no periódico *Chest* (março de 2006), o uso de antibióticos na infância aumenta o risco de desenvolvimento de asma numa fase posterior da vida.

A ingestão de antibióticos pode também aumentar o risco de desenvolvimento de câncer em épocas posteriores da vida. Descobriu-se que a probabilidade de uma mulher ter câncer de mama é cerca de 50% maior se ela tiver um histórico de uso de antibióticos por mais de 50 dias em alguma fase da vida (*JAMA*, fevereiro de 2004).

Embora os antibióticos possam salvar vidas nas ocorrências de infecções graves ou potencialmente fatais, muitas vezes eles são receitados para casos em que o sistema imunológico poderia debelar a doença sem ajuda. Exemplos típicos incluem resfriado, gripe, inflamação na garganta, bronquite e até mesmo infecção nos ouvidos ou nos seios da face. Nos Estados Unidos, a agência governamental responsável pelo controle e prevenção de doenças, o Centers for Disease Control and Prevention (CDC), estima que até 1/3 das receitas de antibióticos prescritas anualmente é desnecessário.

Uma nova teoria: a hipótese da higiene

Quando as crianças recebem antibióticos no início da vida, o crescimento normal de bactérias desejáveis em seu organismo é destruído. Pesquisas revelam que essas crianças apresentam uma predisposição maior a desenvolver asma, alergias e problemas de pele e a apresentar taxas mais elevadas da doença de Crohn.

É interessante observar que, nos países onde poucos antibióticos são receitados com frequência (ou não estão disponíveis), os cientistas identificaram índices mais baixos de alergias, asma, eczema, colite, artrite reumatoide e doença de Crohn.

Acredita-se que exposição à sujeira, em especial aos germes que ela contém, seja vital para o desenvolvimento e o funcionamento do sistema imunológico.

Houve uma época em que as crianças tinham contato regular com germes, fungos e outros micróbios comuns que habitam o solo. No passado, nossa comida continha bactérias que são encontradas em locais sujos, pois muitos dos alimentos que ingerimos cresciam na terra, como cenoura, batata, rabanete, etc. Hoje em dia, os alimentos costumam ser cultivados em recipientes hidropônicos esterilizados ou em terrenos parcialmente desinfetados com pesticidas e herbicidas.

A maior biomassa, ou a maior quantidade de material orgânico, está na crosta terrestre, em razão da enorme massa de microrganismos do solo que existe dentro dela. Para o sistema imunológico, parece ser importante manter uma convivência próxima com esses microrganismos. Quando não somos expostos a eles da forma adequada, o risco de desenvolvermos doenças alérgicas e autoimunes é maior.

Esse relacionamento estreito e normal entre o sistema imunológico e um grande número de bactérias benéficas, ou simbióticas, é importante porque ajuda a treiná-lo a se sentir à vontade com determinadas proteínas externas e a evitar ataques ao próprio organismo. Essa teoria, conhecida como hipótese da higiene, está ganhando amplo reconhecimento.

O sistema imunológico ajuda ou prejudica?

A esta altura, você talvez esteja se perguntando: "Será que meu sistema imunológico está me ajudando ou me matando?"

O sistema imunológico faz um excelente trabalho ao nos defender. Mas, nesse processo, pode causar um enorme dano colateral e, desse modo, provocar doenças e envelhecimento.

Por que isso acontece? Ninguém sabe ao certo, no entanto parece que se deve ao fato de o ser humano ainda ser um projeto em andamento. Houve uma época – e não foi há tanto tempo assim – que as infecções eram a principal causa de morte. Para nos proteger desses ataques fatais, o sistema imunológico foi se desenvolvendo ao longo dos milênios.

A ciência já detém um amplo domínio das infecções. À exceção do HIV (que visa especificamente ao sistema imunológico), já erradicamos ou minimizamos a poliomielite, a varíola e a maioria dos vírus que eram letais.

Da mesma forma que você está aprendendo sobre o sistema imunológico ao ler este livro, a ciência faz descobertas sobre esse assunto todos os dias. O estudo desse sistema não é diferente daquele que envolve as moléculas. Quando olhamos estas últimas de perto, observamos que elas são formadas por átomos. Em seguida, vemos que elas têm também prótons e elétrons. Quando nos aproximamos um pouco mais, distinguimos seus quarks e neutrinos. E, olhando mais de perto ainda, podemos identificar partículas cada vez menores.

O sistema imunológico também é assim. Quanto mais nos aproximamos dele para examiná-lo, mais complexidade vemos. Ainda não o compreendemos inteiramente, porém na última década aprendemos mais sobre ele do que em qualquer época anterior. Agora sabemos que, para viver em harmonia com esse sistema e explorar todo o seu potencial, devemos alcançar um equilíbrio. Precisamos de um sistema imunológico que esteja pronto para rechaçar ameaças de doenças infecciosas e que seja capaz de fazer isso sem ser hiperativo.

Continue a ler para aprender como conquistar esse estado de equilíbrio que envolve função imunológica ideal e saúde perfeita.

PARTE II

O PROGRAMA DE SETE PASSOS PARA A ULTRALONGEVIDADE

~

Os Sete Passos para um sistema imunológico mais forte

~

Como nosso principal mecanismo de defesa, o sistema imunológico evoluiu para ser capaz de responder a qualquer ameaça e nos proteger dela. Quanto maior o perigo, maior a reação.

O sistema imunológico também trabalha de forma proativa, monitorando nossas emoções e o ambiente em que estamos e reagindo até mesmo ao pressentimento de uma ameaça.

É evidente que esse sistema tem que fazer todo o possível para melhorar nossas chances de sobrevivência. Falta de oxigênio ou de água, alimentação prejudicial, estresse extremo, infecções graves e lesões perigosas podem ameaçar nossa vida e, assim, desencadeiam reações imunológicas adequadas.

Acontece que toda essa atividade tem um custo: o dano colateral decorrente de uma guerra imunológica. O corpo fica enfraquecido pela ameaça em si e pela resposta dada a ela.

Esse poderoso e complexo sistema de defesa que tornou possível nossa sobrevivência e reprodução num mundo perigoso é o mesmo que causa doenças e envelhecimento. Num contexto ideal, ele nos protegeria, mas sem provocar nenhum prejuízo duradouro ao organismo. E isso é viável – o sistema imunológico pode permanecer calmo até que sua colaboração seja necessária e, só então, se tornar muito ativo. Acontece que, para atingirmos esse equilíbrio perfeito, precisamos aprender a controlar e disciplinar a resposta imunológica. Temos que fazer com que a força desse sistema seja guiada pela moderação e pela sabedoria em relação a como e quando agir.

Pesquisas científicas já identificaram muitos procedimentos que nos permitem atingir esse objetivo. Esses estudos são a base do Programa de Sete Passos para a UltraLongevidade.

A maioria das pessoas adota um comportamento passivo em relação à própria saúde – espera até que um problema ocorra para só então agir.

Assumir o controle do sistema imunológico é ser proativo no que diz respeito à saúde. Você pode conseguir esse equilíbrio seguindo os passos necessários para impedir uma ativação imunológica excessiva. Ter conhecimento significa ter poder, e ser capaz de controlar o sistema imunológico é o segredo para uma vida longa e livre de doenças.

Nos próximos capítulos, você aprenderá sete passos essenciais – e fáceis de adotar – para manter o sistema imunológico em condições saudáveis, o que funcionará como prevenção aos problemas gerados pelo envelhecimento. Esses passos são:

- **Passo Um** – Respire. Respirar corretamente é o primeiro pré-requisito para o envelhecimento saudável. Você já sabe que a respiração é fundamental, porém agora aprenderá mais sobre o que a torna tão importante. Além disso, terá orientações sobre como melhorá-la.

- **Passo Dois** – Coma. Sim, a alimentação afeta intensamente o sistema imunológico. A boa notícia é que, ao seguir as instruções sobre essa questão, você não só se sentirá melhor como atingirá um peso saudável. Pense nisto: controle do peso e mais saúde ao mesmo tempo.

- **Passo Três** – Durma. O repouso é muito mais importante para seu sistema imunológico do que você pode imaginar. Além de aprender por que dormir é fundamental, você descobrirá como ter um sono melhor.

- **Passo Quatro** – Dance. A dança não vai eternizar sua juventude, mas a prática de exercícios ritmados pode ajudar você a viver mais e com saúde. Explicarei por que isso acontece e apresentarei sugestões de exercícios que você provavelmente nem chegou a cogitar.

- **Passo Cinco** – Ame. Você não precisa estar num relacionamento para sentir amor. Esse sentimento, por alguém ou alguma coisa – seja de que tipo for –, é o antídoto para as emoções negativas e é benéfico para o sistema imunológico.

- **Passo Seis** – Crie um ambiente relaxante. Fazendo com que o ambiente à sua volta seja alegre e tranquilo, você conseguirá ficar em paz com seu sistema imunológico. Fornecerei indicações de como melhorar o mundo que o cerca e sua saúde também.

- **Passo Sete** – Fortaleça-se. Nessa etapa, o foco se desvia do ambiente em que você vive para seu ambiente interno: como fazer com que seu corpo e sua mente fiquem em paz.

Sete passos – é só isso que o separa de uma vida longa e saudável.

PASSO UM
Respire

~

O que é mais leve do que uma pena e, mesmo assim, a pessoa mais forte do mundo não consegue segurar nem por 10 minutos?

Essa talvez seja uma das mais velhas charadas sobre a respiração. Na minha opinião, porém, há outra muito mais interessante: por que quase ninguém pensa sobre a respiração, embora ela seja um dos aspectos essenciais da saúde? Talvez porque seja automática.

Ao longo de um dia, respiramos até 28 mil vezes. Esse também é aproximadamente o número de vezes que dormimos durante toda a nossa vida. Então, por que será que pensamos mais em dormir do que em respirar?

A respiração correta pode ser o segredo da saúde. Veja o que o Dr. Robert Fulford, renomado osteopata, disse sobre isso: "Nossa vida é definida pela respiração: fazemos isso pela primeira vez quando nascemos e, pela última vez, no instante da nossa morte... A respiração é o meio que nos conecta ao universo; sem ela, não haveria consciência."

A respiração, que pode parecer ser algo monótono e rotineiro, é um processo complicado e extraordinário. É uma parte fundamental da vida. Todos os seres vivos respiram. O planeta inteiro faz isso. A respiração é o fato central e imutável da existência.

Por que respiramos? O motivo básico da respiração é realizar a troca dos gases oxigênio e dióxido de carbono. O ar que inspiramos costuma conter 21% de oxigênio, e o que expiramos, 18%. Portanto, extraímos cerca de 3% do oxigênio do ar inalado para usá-lo no corpo – sua função será ajudar a produzir a energia de que precisamos para existir.

Ao mesmo tempo, o ar que inspiramos contém cerca de 0,04% de dióxido de carbono, e o que expiramos, de 3,5 a 5%, dependendo do nível de esforço físico que realizamos.

Embora não possamos viver sem efetuar a troca de oxigênio e dióxido de carbono, a maioria de nós não respira corretamente. Existem muitas emoções, como estresse, preocupação e medo, que podem nos fazer prender o fôlego ou respirar de modo irregular. A respiração tanto é afetada pelo estado emocional quanto o afeta. É muito comum, por exemplo, os médicos descobrirem que pacientes que estão reclamando de sintomas de ataque cardíaco apenas não estão respirando da forma certa.

Um exemplo clássico e frequente desse tipo de distúrbio é conhecido como ataque de pânico. Muitas vezes, esse problema não é causado por pânico verdadeiro. Em geral, ele é desencadeado por respiração incorreta. Veja o exemplo a seguir.

Digamos que você esteja se sentindo nervoso ou ansioso. Isso faz com que os músculos do tórax e do abdômen se contraiam, o que limita sua respiração, levando-o a inspirar rápido e superficialmente, isto é, em movimentos curtos. A respiração acelerada baixa os níveis de dióxido de carbono na circulação sanguínea, dificultando o acesso do corpo ao oxigênio transportado pela hemoglobina.

Esse processo cria um círculo vicioso, fazendo com que você se sinta mais tenso, mais ansioso e com mais falta de ar e, por isso, passe a inspirar cada vez mais rápido e superficialmente. Por fim, acaba tendo a sensação de que já não consegue respirar de jeito nenhum. Nesse momento, podem ocorrer dor no tórax, formigamento nos dedos e nas mãos e até desmaio.

Por mais simples que esse processo pareça ser, ele é tão intenso que, para a maioria das pessoas, é muito difícil recuperar o controle da respiração durante a crise.

A solução clássica de respirar dentro de um saco de papel para interromper o ataque de pânico quase sempre dá certo. Quando a pessoa inspira o ar que ela expirou dentro do saco, mais dióxido de carbono é levado ao seu corpo. Com isso, os níveis desse gás no sangue logo retornam à normalidade e o organismo supera sua dificuldade de acesso ao oxigênio. Esse processo reverte os sintomas e põe fim à crise.

A respiração incorreta é também a causa básica de um distúrbio conhecido como "hipertensão do avental branco". Ao entrar no consultório do médico, a pessoa pode se sentir tensa e começar a respirar rápido e superficialmente. Isso eleva a frequência dos batimentos cardíacos e baixa sua taxa de variabilidade, fazendo com que a pressão arterial suba. Ao medir a pressão desse paciente, o médico poderá ficar preocupado. Entretanto, na verdade, ele não está com hipertensão arterial; está apenas respirando mal por causa da ansiedade.

Os três tipos de respiração

Existem três tipos de respiração. O mais limitado deles é o que se origina no alto do tórax, envolvendo músculos do pescoço, dos ombros e da clavícula. Em geral, é mais comum em pessoas que estão em pânico ou fazendo um grande esforço para respirar, como ocorre algumas vezes com portadores de enfisema. Esse tipo de respiração é chamado de clavicular porque usa a clavícula para ajudar no transporte do ar.

Em geral, o diafragma (músculo localizado entre as cavidades torácica e abdominal) é o único responsável pela inspiração. Quando ele se contrai, os pulmões se expandem e puxam o ar pela boca como um fole. Se estivermos realizando um grande esforço para respirar ou se o diafragma estiver debilitado, músculos extras (ligados ao pescoço e à clavícula) devem assumir sua função.

A contração do diafragma é acionada pelo nervo frênico, que começa no pescoço. É por isso que uma pessoa não consegue respirar sozinha quando há fratura de uma vértebra localizada bem no alto do pescoço.

O tipo mais anormal de respiração é, portanto, a clavicular. Ela ocorre quando há grave deficiência da capacidade respiratória ou numa situação de estresse extremo, como a de um ataque de pânico.

Outro tipo de respiração é aquele que parte do centro do tórax – é o padrão respiratório mais comum. É observado em pessoas que costumam se estressar um pouco durante o dia e, por esse motivo, não respiram bem, embora não percebam isso. Como os movimentos de entrada e saída do ar continuam preservados, elas não se sentem sem fôlego, mas enviam para o sistema imunológico a mensagem de que nem tudo está calmo.

Esse padrão é conhecido como respiração torácica. Nesse caso, o tórax se move principalmente para cima. Os músculos do pescoço e da clavícula não se contraem como na respiração clavicular. O tórax e os pulmões se inflam, porém de forma limitada por causa da tensão e da rigidez dos músculos que envolvem o abdômen e as costelas. Isso faz com que o tórax se expanda sobretudo para cima, e assim há menos fluxo de ar e o movimento respiratório se torna mais rápido.

Embora esse tipo de respiração seja comum, especialmente em momentos de estresse ou de ansiedade, ele quase sempre passa despercebido. A respiração é um processo automático – até mesmo a respiração anormal não ocorre de modo consciente. Somente por meio de uma cuidadosa observação podemos ficar atentos ao modo como respiramos e, então, corrigi-lo.

O terceiro tipo de respiração tem origem no abdômen e, por isso, é chamado de respiração abdominal. Todos nós deveríamos procurar respirar dessa forma.

Quando a respiração parte do abdômen, ficamos mais relaxados e ela é mais profunda. Assim, enviamos ao sistema imunológico a mensagem de que não estamos num estado de ansiedade. Essa importante informação é então transmitida a todo o corpo, do cérebro ao coração. Nesse momento, o corpo inteiro se livra da tensão, e o sistema imunológico, também.

Nesse tipo de respiração, o abdômen se expande e se projeta a cada inspiração. O tórax se eleva um pouco, mas não tanto quanto na respiração torácica. É o abdômen que faz todo o movimento. Isso ocorre porque, para permitir o movimento de inspiração, o diafragma tem que se contrair e descer em direção ao abdômen, criando assim um efeito de vácuo que puxa o ar para os pulmões.

Por que respiramos?

Em geral as pessoas pensam que respiramos para obter oxigênio, porém não são os níveis desse gás no sangue que controlam a respiração, e sim os de dióxido de carbono – são eles que, basicamente, regulam o número de vezes que respiramos.

Por exemplo, quando os nadadores querem permanecer embaixo d'água por um longo período, eles hiperventilam (respiram rápida e profundamente) antes de mergulhar. Isso baixa os níveis de dióxido de carbono no sangue e faz com que esse gás demore mais para se acumular e despertar a vontade de respirar outra vez. É isso que permite a uma pessoa ficar submersa por mais tempo.

Somente em estados de grande privação de oxigênio (como em altitudes muito elevadas), esse gás controla a respiração. De modo geral, nossa capacidade de expirar e expelir dióxido de carbono é o fator mais importante para ajudar a regular a respiração.

Isso nos remete a outra ideia falsa muito comum: a de que a principal parte da respiração é inalar uma boa quantidade de oxigênio por meio de uma inspiração profunda. Acontece que a verdade é o oposto – a expiração é mais importante. Portanto, precisamos ficar atentos ao modo como expiramos.

O sangue é bastante eficiente no transporte de oxigênio. Para realizar essa tarefa, o organismo usa a hemoglobina, composto que confere a algumas células sanguíneas a cor vermelha. Em geral, mais de 95% da hemoglobina presente no sangue carrega oxigênio. Mesmo que esse nível caia para 85, 80 ou até 70%, ainda há bastante oxigênio disponível para nos manter vivos.

No entanto, se esse percentual se reduzir a menos de 70%, a maioria das pessoas apresentará cianose, uma coloração azulada na pele e nas mucosas. Entretanto, há uma grande margem de segurança envolvida na obtenção e no uso do oxigênio, que captamos com a inspiração.

Quase todas as pessoas conseguem encher facilmente os pulmões de ar por meio de uma boa e profunda inspiração. Contudo, para os portadores de doenças pulmonares, a expiração pode ser mais desafiadora. Por exemplo, em geral, quem tem asma ou enfisema consegue inspirar bem, mas tem dificuldade para expirar – é nesse momento que sua respiração se torna ruidosa, com chiados.

Portadores dessas doenças costumam usar uma técnica especial chamada respiração com os lábios franzidos em que expiram com os lábios contraídos. Esse método é empregado para melhorar a respiração por aumento da resistência ao fluxo de ar, dilatando forçadamente os pequenos brônquios.

Fazer uma expiração profunda e plena nos permite realizar um movimento inspiratório lento e completo, o que desacelera o ciclo respiratório. A diminuição da frequência respiratória de 12 respirações por minuto (ou seja, uma a cada cinco segundos) para seis ou menos exerce um efeito profundo no nosso nível de estresse e no sistema imunológico.

As fases da respiração

Para que você seja capaz de assumir com sucesso o controle da sua respiração e, dessa forma, transmitir uma mensagem de paz e tranquilidade ao seu sistema imunológico, é importante saber identificar e compreender as quatro fases da respiração.

A primeira delas é chamada de fase inspiratória. É o momento em que levamos o ar aos pulmões.

A segunda fase é a do platô inspiratório, que ocorre após a inspiração e antes de começarmos a exalar o ar.

A terceira fase é a da expiração.

Em seguida, começa a quarta fase, a do platô expiratório, durante a qual descansamos. Essa é a parte mais importante do ciclo respiratório. Quando inspiramos, a frequência cardíaca aumenta um pouco e, ao expirarmos, ela diminui ligeiramente. No platô expiratório, a frequência cardíaca está em seu ritmo mais lento e podemos sentir o bem-estar geral associado a esse nível de relaxamento.

Vamos examinar essas fases. Quando começamos a inspirar, a sensação é agradável. Mas, à medida que insistimos nesse movimento, o tórax vai se inflando até o ponto em que não conseguimos mais prosseguir. Quando o tórax alcança a expansão plena, sentimos um pequeno desconforto ou inquietação – o cérebro nos manda parar de inspirar.

Nesse ponto estamos no platô inspiratório, quando nos sentimos confortáveis apenas por um instante antes de sermos atingidos pela vontade de expirar. Então, expelimos o ar, e a sensação é agradável. Quando acabamos de fazer isso, alcançamos o platô expiratório, momento em que os músculos do tórax e o diafragma estão relaxados e a maior parte do ar está fora dos pulmões.

Na parte inicial do platô expiratório, ocorre uma profunda sensação de descanso. No entanto, se permanecermos nesse estágio por tempo de mais, sentiremos a tensão outra vez e, nesse momento, surgirá a vontade de inspirar novamente.

Dependendo da velocidade da nossa respiração, esse estado que alterna tensão e relaxamento pode acontecer de 12 a 20 vezes por minuto – e esse é um fascinante microcosmo da luta entre estresse e paz na vida.

Quando você for capaz de identificar as quatro fases da respiração e estiver começando a compreendê-las, passe alguns minutos sentindo e apreciando cada uma delas e a alternância de prazer e tensão que se estabelece a cada movimento respiratório. Reconheça também a paz especial que você sente no platô expiratório.

A respiração e a saúde

Algumas coisas acontecem quando não respiramos corretamente. Digamos que você esteja se sentindo ameaçado. Seus músculos ficam tensos. Essa tensão faz com que a musculatura do tórax e do abdômen se contraia, dificultando a respiração. Ninguém consegue inspirar de forma plena e profunda quando está muito ansioso. Ao contrário, a respiração se restringe e, sempre que isso acontece, o sistema imunológico pressente uma ameaça.

O sistema imunológico quer receber avisos de perigo com o máximo de antecedência possível para que possa se preparar para nos proteger. Essa é sua função. Portanto, quando esse sinal chega na forma de respiração superficial ou limitada, ele entra em ação notificando as tropas e se preparando para a guerra.

Uma nova série de pesquisas mostra que todos os distúrbios respiratórios, da asma à tuberculose, do enfisema a doenças pulmonares intersticiais, estão associados à hiperatividade do sistema imunológico.

Estudos recentes confirmam a relação entre deficiência respiratória e ativação imunológica. Como mencionei na seção sobre hipóxia, a conclusão desses trabalhos foi a de que a redução da função pulmonar está associada à ativação imunológica sistêmica medida pela contagem de células sanguíneas brancas e pelos níveis de PCR e de FNT-alfa.

Portanto, não causa surpresa o fato de o Buffalo Health Study – uma pesquisa sobre longevidade realizada ao longo de 29 anos – ter mostrado que a função pulmonar e a capacidade respiratória eram excelentes indicadores de uma vida longa tanto para homens quanto para mulheres (*Chest*, março de 2000).

Em um estudo feito com 21 voluntários que iriam praticar uma técnica de respiração consciente, a função imunológica, medida pela atividade das células exterminadoras naturais, ou NK, mostrou ter melhorado depois que os participantes assistiram a uma aula sobre o tema e aprenderam a respirar de forma consciente (*Journal of Alternative and Complementary Medicine*, abril de 2005).

O sistema imunológico não é o único a se beneficiar da respiração correta. O cérebro é igualmente favorecido por ela. De acordo com uma pesquisa realizada no Japão (*Neuroscience Research*, novembro de 2004), durante a respiração abdominal relaxada, as ondas cerebrais também exibem um quadro de relaxamento, isto é, elas mostram uma mudança para um ritmo mais lento e cadenciado. A respiração consciente cria um padrão lento e organizado de onda cerebral observável num eletroencefalograma (EEG). Essa sincronização entre respiração e cérebro ou outros sistemas é chamada de arrastamento (ou ajuste temporal de um ritmo por outro ritmo). E essa harmonia rítmica é transmitida também para o coração.

Um dos meios que usamos para saber qual é o nível de arrastamento entre respiração e frequência cardíaca é a medição do pulso, porém não da maneira usual. Em geral, a verificação do pulso mostra uma média da frequência cardíaca para 30 ou 60 segundos. Um método mais preciso é medir cuidadosamente os intervalos entre os batimentos cardíacos. Se você fizer isso durante um minuto, verá que a frequência cardíaca saudável apresenta uma ampla variação. Essa diferença é chamada de taxa de variabilidade da frequência cardíaca (TVFC).

Talvez você desejasse ter uma frequência cardíaca regular, mas isso é perigoso. Quanto mais regulares os intervalos entre os batimentos cardíacos de uma pessoa, mais doente ela está.

Quem recebeu um transplante de coração tende a ter uma frequência cardíaca 100% regular, sem nenhuma variabilidade – o que não é bom. O coração transplantado perde a maioria de suas conexões normais, isto é, os nervos que controlam seus batimentos são cortados e, portanto, ele recebe muito poucos sinais sobre a velocidade a que deveria estar batendo. Muitas vezes, é feita a colocação de um marca-passo para lhe conferir mais variabilidade.

Resumindo, quanto mais insatisfatória for a TVFC, mais hiperativo estará o sistema imunológico. Entretanto, uma respiração correta pode melhorar os resultados desse marcador e reduzir a ativação imunológica.

As pessoas mais jovens e mais saudáveis – as crianças – têm uma frequência cardíaca extremamente variável, o que é muito bom. No caso delas, as conexões entre o coração, o cérebro e a respiração são bastante fortes e, portanto, cada um dos movimentos respiratórios causa uma irregularidade previsível na frequência cardíaca.

Essa variabilidade está relacionada ao ciclo respiratório – com a inspiração, a frequência cardíaca se acelera; com a expiração, ela se torna mais lenta. A TVFC pode ser medida com bastante facilidade por um monitor específico que afere com precisão os intervalos entre os batimentos do coração.

Para terminar: quando nos concentramos de maneira consciente e cuidadosa em nossa respiração, obtemos um padrão rítmico da TVFC e uma função imunológica saudáveis. E isso corresponde a mais tempo de vida e a mais saúde.

ENTRE EM AÇÃO: RESPIRE

Muitas outras evidências associam deficiências respiratórias à ativação do sistema imunológico e a doenças pulmonares, como enfisema, asma e bronquite. Também importante é o fato de que, quando esses problemas são tratados, quase sempre o sistema imunológico começa a trabalhar melhor.

Aprender a respirar corretamente é uma das estratégias que podemos utilizar para estimular o bom funcionamento do sistema imunológico. A boa notícia é que existem diversas formas de atingir esse objetivo.

Torne-se consciente da sua respiração

Prestar atenção na sua respiração talvez seja a maneira mais importante de cuidar dela. Depois que começar a fazer isso, você talvez se surpreenda ao descobrir quanto ela está desequilibrada.

Neste exato momento, até mesmo enquanto você está lendo este livro, fique atento ao seu corpo. Observe a tensão nos músculos do tórax, do pescoço, dos ombros e do abdômen. Dedique especial atenção à barriga, que deve se estender livremente a cada movimento de inspiração.

Você notará que, de vez em quando, prende a respiração, respira de modo irregular e/ou sua respiração oscila. Muitos padrões respiratórios são patológicos e, entre eles, há um distúrbio conhecido como respiração de Cheyne-Stokes, que se caracteriza por períodos alternados de apneia e hiperpneia, isto é, após um movimento respiratório muito lento ou inexistente segue-se outro profundo e rápido, e isso ocorre a cada minuto mais ou menos.

Ao contrário do que acontece com os monitores cardíacos, os monitores respiratórios ainda não estão amplamente disponíveis (embora já esteja sendo desenvolvido um pequeno aparelho desse tipo). Enquanto isso, conheça as melhores maneiras de acompanhar sua respiração.

1. Preste atenção nos quatro estágios da respiração. Inspiração, platô inspiratório, expiração, platô expiratório. O objetivo é prolongar a expiração e o platô expiratório – avalie e aproveite o tranquilo relaxamento desta última fase.

Caso decida cronometrar sua respiração, observe se a proporção da inspiração para a expiração é de aproximadamente um para dois: a expiração deve levar o dobro de tempo da inspiração (e o platô expiratório tem que ser mais longo do que o platô inspiratório). Quem respira muito bem consegue se manter no platô expiratório por bastante tempo. Por outro lado, isso pode ser um pouco desconfortável para algumas pessoas; mas, se você estiver se sentindo bem, esse procedimento será tranquilo. Um praticante experiente é capaz de permanecer no platô expiratório por 30 segundos ou mais.

Durante os exercícios, sua meta é respirar de forma lenta e ritmada. Em um estado de relaxamento, a frequência respiratória pode se reduzir a dois ou três movimentos por minuto. Isso significa destinar 7 a 10 segundos para a inspiração (incluindo o platô inspiratório) e 14 a 20 segundos para a expiração (incluindo o platô expiratório).

2. Sinta a respiração. Uma forma simples de verificar a respiração é sentar-se com os braços cruzados sobre a barriga. A cada inspiração, observe se os braços estão se movendo para cima. Em caso afirmativo, isso significa que o abdômen está se expandindo e que você está fazendo a respiração abdominal. Caso os braços não estejam se elevando ou estejam se movendo na direção do corpo (para dentro), você precisa se concentrar no relaxamento e estender o abdômen toda vez que inspirar.

Outra maneira de melhorar a percepção da sua respiração é colocar a mão direita na parte superior do abdômen e posicionar a mão esquerda na parte superior do tórax. O resultado ideal é sentir que, a cada inspiração, a mão direita se move para fora, na direção contrária à da coluna vertebral, enquanto a mão esquerda permanece parada ou vai ligeiramente para fora.

Se, a cada inspiração, sua mão direita ficar parada ou for em direção ao corpo e sua mão esquerda se mover para cima e para fora, é porque você está fazendo uma respiração torácica ou clavicular. Concentre-se em relaxar o abdômen e em usar cada movimento inspiratório para expandi-lo. Continue a praticar num ritmo lento porém confortável.

3. Concentre-se na respiração. Se você perceber que está tendo dificuldade para dominar essa técnica, experimente fazer algumas mentalizações que o ajudem a se concentrar. Por exemplo:

Pense na palavra *energia* a cada inspiração.

Pense na palavra *relaxar* a cada expiração.

Repita essas palavras a cada movimento respiratório – use-as como um mantra para ajudá-lo a se concentrar na sua respiração. Depois de pronunciá-las em cada fase, faça uma pausa longa o suficiente para apreciar os platôs.

Melhore sua mecânica respiratória

A melhor maneira de dizer ao sistema imunológico que está tudo bem é respirar corretamente. Veja algumas sugestões de como fazer isso.

1. Exercite-se. Exercícios físicos vigorosos o forçarão a respirar profundamente, fazendo com que o ar circule em seu corpo. Quase todas as atividades físicas – caminhar, correr, dançar, patinar, jogar boliche – proporcionam esse efeito. Até mesmo subir escadas e ladeiras pode ajudar. Sua meta é praticar todos os dias qualquer tipo de exercício que fortaleça a respiração.

2. Faça força para respirar. Talvez você ache que a melhor maneira de treinar a respiração seja por meio de atividades como encher bolas. Sim, essa é uma boa opção. No entanto, o músculo que usamos para inspirar (o diafragma) tende a ser mais fraco do que aqueles que acionamos para encher uma bola (os da parede torácica e os abdominais).

Esse é um padrão semelhante ao que rege o funcionamento dos nossos outros músculos – o quadríceps é mais forte do que o tendão do jarrete, o bíceps é mais forte do que o tríceps. Ou seja, a flexão costuma ser mais vigorosa do que a extensão. Quando os braços estão flexionados, eles ficam mais fortes do que quando estão estendidos. Isso também acontece na respiração. São muitos os músculos que podemos usar para expirar – todos aqueles que envolvem o tórax e até o abdômen. Mas apenas um músculo nos faz inalar o ar: o diafragma.

Como a maioria das pessoas consegue encher uma bola com ar, exercícios um pouco mais difíceis envolvem o ato de aspirar em vez de soprar.

Por exemplo, nos hospitais, quando os médicos trabalham na recuperação de pacientes com deficiências respiratórias, eles prescrevem uma rotina de exercícios de sucção. Em um deles a pessoa aspira o ar pela mangueira de um pequeno aparelho. A cada inspiração, a movimentação de uma pequena esfera no interior desse equipamento indica o grau de esforço que está sendo feito pelo diafragma.

Uma maneira fácil de fazer esse exercício em casa é fechar a mão deixando apenas uma pequena abertura, colocá-la na frente da boca e inspirar através dela. Quanto menor for o espaço deixado para a passagem do ar, maior será sua dificuldade para inspirar. Enquanto estiver aspirando, concentre-se no abdômen e no diafragma e observe se sua barriga está se estendendo.

Repita esse exercício duas vezes por dia, fazendo quatro ou cinco movimentos inspiratórios a cada sessão. No entanto, em vez de executá-los um após o outro, alterne-os com movimentos respiratórios normais. Caso contrário, em lugar de fortalecer o diafragma, você estará apenas praticando prender a respiração.

Outra maneira de praticar em casa é usar um exercitador, ou incentivador, respiratório. Aparelhos desse tipo, que são encontrados a preços acessíveis, costumam ser recomendados por médicos para acelerar a recuperação de pacientes submetidos a uma cirurgia e para melhorar a capacidade respiratória após pneumonia ou bronquite. Esses equipamentos fornecem resistência à inspiração, o que ajuda a condicionar o diafragma.

3. Suspire. Se a sua respiração estiver ofegante ou difícil, dê alguns suspiros ao longo do dia. O ato de suspirar aumenta um pouco a resistência ao fluxo de ar durante a expiração, contribuindo para relaxar a musculatura do tórax.

Para ajudar a aliviar a tensão dos músculos do tórax e do abdômen e corrigir a respiração ofegante, faça uma completa e profunda inspiração pelo nariz, deixando os pulmões totalmente inflados. Em seguida, expire e, enquanto estiver exalando o ar, diga “Aaaahhhhh” de forma suave, como se fosse um suspiro. Repita esse exercício três vezes seguidas.

4. Nade. O tipo de respiração compassada que é exigido no nado crawl, por exemplo, ajuda a aumentar a capacidade pulmonar e, ao mesmo tempo, cadenciar a respiração. Os nadadores desenvolvem uma extraordinária capacidade pulmonar por meio do exercício ritmado da respiração enquanto se movem na água.

5. Cante ou toque um instrumento de sopro. Cantar ou tocar qualquer instrumento de sopro, como flauta e saxofone, requer controle da respiração. Se você não consegue cantar nem sabe tocar um instrumento, tente assobiar. Essas são maneiras agradáveis de melhorar a técnica respiratória. Além disso, a música exerce um efeito terapêutico no sistema imunológico (veja o Passo Seis – Crie um ambiente relaxante).

6. Navegue na internet. Muitos sites fornecem orientações ou produtos relacionados à respiração e à saúde.

PASSO DOIS
Coma

~

- *A parte mais difícil de uma dieta não é ficar atento ao que você come, e sim ficar atento ao que as outras pessoas comem.*
- *Você soube do cara que começou uma dieta, jurou parar de beber e de comer demais e, em 14 dias, perdeu duas semanas?*
- *Um mendigo se aproxima de uma mulher que está entrando num restaurante muito chique e diz a ela que não come há uma semana. E ela responde: "Gostaria de ter sua força de vontade."*

É provável que o número de piadas sobre dietas seja igual ao dos tipos de dietas que existem hoje em dia. No entanto, seguir um regime alimentar é um assunto sério – assim como é descobrir a melhor maneira de fazer escolhas inteligentes em relação à comida.

A maioria das pessoas sabe que a ingestão de alimentos nos fornece energia, vitaminas e minerais. Mas o que muita gente ignora é que a comida também é um importante sinal para o sistema imunológico – e, por isso, afeta o processo de envelhecimento.

A reação do sistema imunológico à ingestão de alimentos não acontece apenas em relação a algo específico que estejamos ingerindo, mas também a nosso padrão alimentar, ao modo como comemos, ao lugar onde nos alimentamos e até a com quem fazemos as refeições.

Cada um desses sinais provoca um impacto específico no sistema imunológico. Por exemplo, saborear uma taça de vinho durante um jantar com amigos produz um efeito muito diferente daquele que é gerado quando a pessoa toma sozinha uma garrafa dessa bebida. Da mesma maneira, um café da manhã nutritivo e tranquilo com o parceiro envia ao sistema imunológico uma mensagem bem distinta daquela que ele recebe, por exemplo, quando a pessoa toma um café da manhã igualmente saudável, mas tenso, com seu chefe.

A alimentação é, sem dúvida, um assunto amplo. No entanto, quando ela envolve o sistema imunológico, há seis aspectos principais a serem levados em consideração: a fome, os hábitos alimentares, a alimentação emocional, a quantidade de comida ingerida, o ambiente em que comemos e a digestão.

A fome

Hoje em dia, poucas pessoas dizem que comem porque sentem fome. Em vez disso, o motivo para que se alimentem é um evento social, um jantar de negócios ou sentimentos como monotonia, depressão, ansiedade ou estresse. Muitos dos meus pacientes afirmam que não têm apetite.

Acontece que devemos sentir um pouco de vontade de comer a cada três ou quatro horas – não uma fome terrível, apenas um lembrete de que o corpo está pronto para ser reabastecido. Um sinal sutil para se alimentar a intervalos como esses mostra que os hormônios que regulam o apetite estão equilibrados. De modo geral, quem não tem fome come em excesso.

Alguns hormônios desencadeiam a sensação de fome, contudo essas substâncias ainda estão começando a ser estudadas em pesquisas científicas. No futuro, é provável que tenhamos uma quantidade bem maior de informações sobre a leptina, a grelina, a adiponectina, a obestatina e até sobre outros hormônios que ainda serão descobertos.

Pesquisas indicam que os hormônios exercem um forte impacto no sistema imunológico e que a fome talvez seja um meio que o corpo tem de nos dizer quanto que esse sistema está funcionando bem.

A leptina, por exemplo, é fundamental para a manutenção do peso. Ela suprime o apetite e informa ao cérebro que já comemos o suficiente. Além disso, acelera o metabolismo e nos faz queimar mais calorias. Portanto, ao que tudo indica, ter muita leptina deve ser bom – qualquer coisa que diminua o apetite e estimule o metabolismo poderia ajudar também a promover o emagrecimento.

No entanto, os níveis de leptina são mais baixos nas pessoas magras e mais altos naquelas que estão acima do peso. Isso faz sentido porque a leptina é produzida pelas células de gordura e seu propósito é regular o apetite e o peso. Portanto, quanto mais peso (gordura) ganhamos, mais leptina é produzida. Assim, o apetite diminui e o metabolismo se acelera. Esse processo tem o efeito de incentivar o organismo a eliminar quilos extras e voltar ao peso original.

De modo inverso, quando emagrecemos, os níveis da leptina caem, porém o apetite aumenta e o metabolismo fica mais lento. Esse processo tende a nos fazer recuperar o peso perdido e, assim, retornar ao ponto inicial. Estou certo de que muitas pessoas conhecem esse padrão, que é uma função natural e protetora destinada a manter o peso corporal em determinado patamar.

Pesquisas indicam que a leptina produz um forte efeito no sistema imunológico, isto é, ela o ativa. Portanto, as pessoas magras, que têm níveis mais baixos desse hormônio, apresentam menos ativação imunológica, enquanto as que estão acima do peso, e possuem níveis mais altos de leptina, mostram mais ativação imunológica – e, provavelmente, desenvolverão mais doenças causadas pelo sistema imunológico, como artrite, diabetes, cardiopatias, hipertensão arterial e câncer.

Agora sabemos que a ativação imunológica desencadeada pela leptina e por outros hormônios que regulam a fome é um dos principais motivos que fazem com que a obesidade esteja associada a tantas doenças.

Os hábitos alimentares

Os hábitos alimentares são outro fator importante para a saúde. Eles variam de acordo com os ambientes familiares, culturais, étnicos e profissionais. As pessoas que trabalham à noite, por exemplo, se alimentam de maneira diferente daquelas cujo expediente é diurno. Quem foi criado numa família grande tem hábitos alimentares diferentes de alguém que vem de uma família menor, etc.

Pesquisas indicam que, no caso de muitos pacientes obesos que têm familiares (todos ou a maioria deles) acima do peso, o culpado raramente é um gene da obesidade herdado. Na verdade, o traço adquirido parece estar relacionado a um padrão alimentar comportamental – se os pais costumam fazer lautas refeições ou comem uma grande quantidade de alimentos pouco nutritivos, é provável que os filhos também façam isso.

Muitos dos hábitos alimentares mais comuns refletem questões emocionais. Pessoas que se sentem ansiosas quando estão sozinhas à noite tendem a adotar padrões alimentares destinados a aliviar essa sensação. A ingestão de alimentos que confortam, como bolo de chocolate, biscoitos e sanduíches, leva muitos a desenvolver o hábito de estar sempre mastigando – uma rotina que começa antes de um dia estressante e só termina com o lanchinho da madrugada. E isso, é claro, provoca a estimulação imunológica.

Quaisquer que sejam os hábitos alimentares que você adote, o mais importante é reconhecer os padrões e compreender o impacto que eles exercem na sua saúde.

A maioria das pessoas consegue identificar intuitivamente esses padrões porque já os segue há muito tempo. Por exemplo, se você não sente muita vontade de comer no início do dia, sua tendência é pular o café da manhã, almoçar tarde e jantar quando já é hora de ir dormir. Nesse esquema, cerca de 80% das calorias do dia são ingeridas após as 16h.

Como você já sabe, o ato de consumir a maior parte das calorias diárias numa única refeição sobrecarrega o sistema imunológico, e isso provoca uma minifase de envelhecimento. A mudança de hábitos alimentares com o objetivo de distribuir o consumo de calorias ao longo do dia é uma forma de restringir esse processo.

É claro que nem sempre é fácil mudar os hábitos alimentares. Uma das perguntas que ouço com mais frequência é: "Doutor, não sinto fome de manhã. Eu deveria comer mesmo assim?"

O ponto importante não é o que devemos ou não fazer de manhã, e sim o que fizemos na noite anterior. Quem não sente fome ao se levantar provavelmente toma o café da manhã na véspera, ou seja, continua a comer após as 21 ou 22h – devora um superlanche rico em calorias e em maus carboidratos –, e por esse motivo acorda sem apetite.

Se você tem esse hábito e quer se livrar dele, é necessário que tome o café da manhã no horário apropriado. Desse modo, sentirá fome outra vez ao meio-dia e vai querer almoçar. Na hora do jantar, seu apetite estará mais reduzido, pois você terá se alimentado corretamente ao longo do dia. E aquela imensa vontade de comer tarde da noite ou de madrugada deverá diminuir também.

Assim como ocorre com a temperatura corporal e a taxa metabólica, o apetite tem seu próprio termostato, e ele nos avisa de que é hora de comer. Esse mecanismo é programado para se desligar quando tivermos consumido a quantidade diária necessária de calorias para manter o peso atual. Portanto, se a maior parte dessa ingestão calórica for feita até as 15h, sentiremos menos fome no jantar e nas horas subsequentes.

Além disso, suplementando a alimentação com pequenos lanches de baixo teor calórico durante o dia, sentimos menos fome à noite e acabamos comendo menos – e acordamos com apetite na manhã seguinte. Esse hábito ajuda a perpetuar um padrão alimentar saudável.

A alimentação emocional

Como eu disse, quando se trata de dieta, a alimentação emocional é outra preocupação comum. Por razões relacionadas à química e à sobrevivência, ao comer, a maioria das pessoas entra num estado de calma, satisfação ou até mesmo de leve euforia. Graças a um dos nossos instintos de sobrevivência mais básicos, nossos genes estão preparados para nos fazer localizar e ingerir alimentos – não importa se nossas geladeiras estão muito bem abastecidas. O ato de comer promove a liberação de serotonina, um dos neurotransmissores que despertam a sensação de calma. Portanto, se não estivermos nos sentindo bem, instintivamente buscaremos comida, pois ela alivia a tensão, a ansiedade, o medo e o desespero.

Em todo caso, isso é um pouco contraditório. Embora possamos pensar que comer abranda as emoções, esse ato estimula o sistema imunológico. O pobre coitado tem que examinar toda aquela comida inesperada para verificar se algum invasor entrou de carona com ela. A ativação do sistema de defesa é o que torna a alimentação emocional um dos perigos mais comuns da relação que mantemos com a comida.

Um dos exercícios fáceis que recomendamos para pôr fim à alimentação emocional é verificar a fome. Ou seja, devemos comer porque estamos com apetite, e não porque estamos ansiosos, zangados ou tristes.

Esse procedimento é um meio excelente de descobrir a base emocional da alimentação. Toda vez que você estiver prestes a levar comida à boca, pare por um segundo e pergunte: "Estou com fome neste exato momento?"

Se a resposta for sim, vá em frente e saboreie o alimento.

Caso a resposta seja negativa, a próxima pergunta deve ser: "Então, por que estou quase comendo isto?"

É provável que a resposta para a segunda pergunta seja a de que seu estado emocional naquele momento é de tensão, ansiedade, raiva, melancolia ou até mesmo tédio.

Os alimentos, a idade e as alergias

O momento da vida em que ingerimos determinados alimentos pela primeira vez exerce um importante efeito no sistema imunológico. Por exemplo, comer grãos pela primeira vez aos cinco meses de idade produz um impacto diferente do que consumi-los pela primeira vez aos cinco anos de idade.

Lembre-se de que o sistema imunológico está sempre identificando e processando informações sobre as inúmeras proteínas estranhas com as quais entramos em contato todos os dias. Proteínas desconhecidas são incessantemente comparadas aos registros de ameaças listados no banco de dados do sistema imunológico e armazenados na memória de mais de 1 bilhão de células B. Esse banco de dados começa a ser criado logo após nosso nascimento e novos cadastros são anexados a ele todos os minutos do dia. Esse processo é chamado de característica de aprendizado do sistema imunológico adaptativo, ou adquirido.

É também no início da vida que um erro no local de armazenamento de um dado pode exercer um impacto duradouro. Uma falha dessa natureza é comum no período dos três aos seis meses, uma fase vulnerável em que o sistema imunológico está iniciando seu aprendizado.

A imunidade de um bebê de até três meses de idade depende amplamente das informações que ele recebe primeiro da placenta e, depois, do leite materno. Os anticorpos fabricados pelo sistema imunológico da mãe são transferidos para a criança por esses dois meios com o propósito de protegê-la de ameaças nas primeiras semanas de vida.

Com cerca de três meses, no entanto, o bebê já tem um sistema imunológico suficientemente formado para começar a criar anticorpos e a armazenar os registros por si mesmo. Durante esse período de alta sensibilidade, a exposição a uma proteína estranha errada poderá produzir efeitos indesejados. Por exemplo, quando as crianças começam a ser alimentadas com grãos entre os três e os seis meses de idade, a probabilidade de que desenvolvam doenças autoimunes, como diabetes do tipo 1 e doença celíaca (alergia a glúten), aumenta de forma considerável.

É muito importante que as pessoas tenham consciência dessa vulnerabilidade quando alimentam os filhos – os grãos devem ser introduzidos na dieta do bebê um pouco mais tarde, entre os seis e os nove meses de idade.

A quantidade de comida

No que se refere ao sistema imunológico, a quantidade de comida que ingerimos é tão importante quanto sua qualidade. O motivo? Quanto mais comemos numa única refeição, mais pressão direcionamos ao sistema imunológico.

Em um estudo, os níveis de PCR dos participantes eram medidos após as refeições. Os pesquisadores descobriram que quanto maior o conteúdo calórico da comida, mais elevado o nível de PCR. Isso significa que, no caso das pessoas que comem pouco e mais vezes ao longo do dia, a reação do sistema imunológico é mais branda do que entre aquelas que ingerem todas as calorias diárias em poucas e lautas refeições.

Por que isso acontece? Os cientistas ainda não sabem ao certo, mas uma das teorias mais dignas de crédito baseia-se no fato de que, como dissemos antes, uma grande parte do sistema imunológico se localiza no intestino e patrulha o trato gastrintestinal, que é um dos principais pontos de entrada de germes, micróbios e outras ameaças. Toda vez que ingerimos um alimento, o sistema imunológico manda suas sentinelas vasculhar as fronteiras e se certificar de que nada está tentando cruzá-las.

Por meio da digestão, os alimentos são quebrados em moléculas cada vez menores para serem absorvidos pelo intestino delgado. As proteínas – macromoléculas complexas – devem, preferencialmente, ser digeridas de forma integral até se reduzirem a seus componentes básicos, conhecidos como aminoácidos. Ao contrário das proteínas, que têm a capacidade de estimular o sistema imunológico e desencadear uma reação, os aminoácidos não são grandes nem complexos o suficiente para provocar essa resposta.

Acontece que o processo que possibilita a absorção dos alimentos também permite que invasores atravessem a membrana mucosa do intestino – a barreira que existe entre esse órgão e nosso corpo.

Há um grande número de pesquisas sobre esses invasores, conhecidos como antígenos, que atravessam a mucosa intestinal, ativando o sistema imunológico. Cerca de 2% de todos os antígenos alimentares que ingerimos conseguem cruzar essa membrana.

Depois que esses intrusos penetram no nosso corpo, eles têm uma chance muito maior de provocar uma resposta imunológica. Esse processo é um dos meios que favorecem o desenvolvimento de alergias a determinados alimentos.

Portanto, se 2% dos antígenos alimentares conseguem invadir nosso sistema e causar uma reação imunológica, quanto mais farta for uma refeição, maior será a probabilidade de que essa resposta ocorra. Assim, quando comemos em excesso, ativamos muito o sistema imunológico.

Essa pesquisa ajuda a explicar por que muitos estudos científicos mostram que a diminuição da quantidade de calorias ingeridas produz um grande efeito no processo de envelhecimento. Por exemplo, se o consumo calórico de um rato de laboratório for reduzido em cerca de ⅓, a vida desse roedor será 30 ou 40% mais longa do que é na natureza. No caso dos seres humanos, se aumentarmos em 30 ou 40% a expectativa de vida atual, que está entre os 75 e os 80 anos, obteremos um tempo de vida médio de cerca de 100 anos.

Cada vez mais, somos levados a crer que um dos meios de termos uma vida longa e saudável é reduzir a quantidade de comida que ingerimos ou, mais especificamente, limitar o consumo de calorias. Até agora, experimentos com muitas espécies de animais confirmam o efeito da restrição calórica sobre a longevidade. Camundongos, ratos, hamsters, moscas-das-frutas, macacos, babuínos e chimpanzés vivem mais quando são alimentados com menos calorias do que o habitual.

Acontece que, quando se pede a alguém que coma menos calorias, surge um problema: a psicologia da privação. É necessário ter uma incrível disciplina para manter baixo o teor calórico das refeições. Quando a pessoa se sente privada daquilo, todos os tipos de emoções negativas se sucedem. A sensação é horrível, e ela não consegue pensar em mais nada. Se trapacear, se sentirá culpada. Ou, se conseguir se controlar por um período, talvez se presenteie depois comendo muito mais do que antes.

No programa da UltraLongevidade, incentivamos a abordagem oposta. Pedimos às pessoas que se alimentem com *mais* frequência, desde que comam alimentos pouco calóricos.

Consumindo com frequência uma quantidade maior de alimentos menos calóricos e nos sentindo saciados sem que tenhamos ingerido muitas calorias, evitamos a ativação do sistema imunológico.

A maioria das pessoas já conhece essa técnica. Por exemplo, quando você sai para jantar mais tarde, sabe que, até chegar ao restaurante e escolher e pedir o prato, estará com tanta fome que será capaz de devorar duas entradas, o jantar propriamente dito, além da sobremesa, dois drinques e talvez até a toalha da mesa. Assim, para evitar esse apetite voraz, uma boa pedida é comer uma salada antes.

O padrão alimentar ideal é: belisque sempre que sentir fome, coma com mais frequência, porém ingira menos calorias. Alimentando-se dessa maneira, você se sentirá satisfeito – e seu sistema imunológico não ficará sobrecarregado.

A cada três horas, você deve notar que está começando a sentir um pouco de fome. Quando isso acontecer, faça um pequeno lanche pobre em calorias (atenção, pois estou recomendando um lanchinho, como um punhado de passas ou de amendoins, e não uma refeição). Três horas depois, é provável que você esteja com fome de novo. E, mais uma vez, fará um pequeno lanche de baixo teor calórico.

Ingerindo pequenas quantidades de comida a intervalos menores, impedimos as ondas de ativação imunológica que ocorrem após fartas refeições. Podemos dizer que todas as lautas refeições desencadeiam fases de envelhecimento que, de modo cumulativo, aceleram esse processo por ativarem o sistema imunológico. Entretanto, uma estratégia alimentar que reduza a ingestão total de calorias diminui a velocidade do envelhecimento.

O ambiente em que comemos

O lugar em que nos alimentamos também é importante.

Muitas pessoas comem de pé diante de balcões ou enquanto dirigem ou trabalham. Além de ser algo inapropriado e potencialmente arriscado, isso não é saudável. Alimentar-se em situações tão desconfortáveis aumenta o nível de estresse e não é nada benéfico para o sistema imunológico.

Como vimos, sempre que comemos, o sistema imunológico recruta suas tropas para se certificar de que não ingerimos algum inimigo perigoso. Se adicionarmos um alto nível de estresse ao ato de comer, esse sistema se mobilizará ainda mais.

Procure fazer as refeições sentado e sempre num ambiente calmo destinado apenas a isto: comer. E não se alimente enquanto estiver ocupado com outra coisa. Conseguir realizar várias tarefas ao mesmo tempo é uma ótima habilidade, mas não à mesa.

É claro que nem sempre conseguimos comer no local apropriado, afinal a vida moderna é muito agitada. Em todo caso, quando possível, procure comer num ambiente em que haja outras pessoas. O contato social durante as refeições, assim como a rede de relacionamentos sociais, reduz a ativação imunológica.

Infelizmente, o ritual do jantar em família está deixando de existir em alguns países. Na Europa, porém, as refeições continuam a ter valor como centro de reuniões sociais. As interações pessoais melhoram a digestão e atenuam o estresse que o ato de comer causa ao sistema imunológico. Isso poderia explicar, em parte, o chamado paradoxo francês – por algum motivo, os franceses fazem refeições ricas em gordura saturada, mas não desenvolvem doenças cardíacas na mesma proporção que outros povos.

A digestão

Embora poucas pessoas pensem na digestão enquanto estão comendo, se não fosse por esse processo, não haveria motivo para que nos alimentássemos. Ela é a única maneira que temos de transformar os alimentos na energia e nas matérias-primas de que precisamos para o crescimento, o funcionamento e a recuperação do nosso corpo.

Durante a digestão, alimentos complexos são sistematicamente decompostos em seus elementos básicos que, depois, são usados pelo organismo para vários propósitos. Combustíveis, como gorduras e açúcares, ou são queimados de imediato ou são armazenados para suprir futuras necessidades de energia. O DNA é reduzido a seus nucleotídeos, enquanto as proteínas são digeridas e divididas em seus respectivos componentes básicos, os aminoácidos.

O corpo usa 20 aminoácidos que nos permitem construir milhares de proteínas. Muitas delas são exclusivas dos seres humanos e algumas podem até mesmo ser específicas de determinados indivíduos. Essas proteínas variam em tamanho – de uma sequência de apenas alguns poucos aminoácidos a outras formadas por milhares de aminoácidos dispostos como contas de um colar.

A sequência específica de aminoácidos é o que torna cada proteína exclusiva e também o que lhe confere uma estrutura tridimensional que a capacita a desempenhar funções especiais no corpo.

O sistema imunológico não reage a aminoácidos, e sim a cadeias de aminoácidos que se agrupam como proteínas. As proteínas de outros organismos, tanto as de plantas quanto as de animais, são identificadas como potenciais invasores. Por exemplo, as que existem na superfície de um estafilococo, do *herpesvirus*, de uma ameba ou de algum outro parasita são consideradas intrusas e potencialmente perigosas.

Uma das funções do trato digestivo é decompor as proteínas invasoras que ingerimos e que ativam o sistema imunológico e transformá-las em aminoácidos básicos seguros e não reativos para que possamos usá-los na fabricação das nossas próprias proteínas.

Se o trato digestivo não funcionar corretamente e as proteínas forasteiras entrarem na corrente sanguínea, o sistema imunológico ficará exposto e reagirá a elas todas as vezes que as ingerirmos.

Para impedir que essa intensa reação imunológica ocorra sempre que comemos, precisamos digerir os alimentos da forma certa. A digestão é um processo multifuncional que começa com a salivação e a mastigação. Um simples pensamento sobre comida afeta o sistema imunológico – quem nunca sentiu uma grande expectativa só de pensar que está prestes a comer um prato delicioso?

Depois que a comida está na boca, a saliva, que contém a enzima amilase, auxilia na decomposição do amido. A mastigação, por sua vez, tritura o alimento, aumentando sua superfície de contato e, assim, facilitando a ação das enzimas digestivas presentes na saliva, no estômago, no pâncreas e no fígado.

O processo digestivo prossegue com a chegada da comida ao estômago, que realiza movimentos para ajudar a triturá-la. Além disso, as células que revestem esse órgão produzem ácido clorídrico para decompor ainda mais o alimento. Esse ácido também ativa enzimas fortes chamadas protéases, como a pepsina e a tripsina, que rompem ligações entre os aminoácidos nas cadeias de proteínas.

O pâncreas e o fígado também estão envolvidos na digestão. O pâncreas fabrica enzimas, entre elas a lipase e a amilase, e o fígado produz a bílis, que ajuda a emulsificar as gorduras.

Esse complexo mas bem projetado sistema entra em ação sempre que comemos, seja um lanche, seja um lauto jantar. No entanto, muitas vezes, as pessoas engolem os alimentos em vez de mastigá-los. Isso faz com que uma grande massa de proteína fique parada no estômago. Assim, o organismo contará apenas com o ácido clorídrico e as enzimas do estômago para decompor essa massa.

Muitos gastrenterologistas já precisaram usar um gastroscópio para resolver o problema de alguém que, ao comer depressa demais, engoliu um pedaço de carne tão grande que ficou entalado no esôfago. Como o alimento não desce nem sobe de volta, o único recurso é fazer uma inspeção com esse aparelho para tentar removê-lo.

Portanto, lembre-se de que, do ponto de vista do sistema imunológico, a digestão é fundamental para impedir uma reação imunológica todas as vezes que comemos – e, sem uma mastigação completa, não há boa digestão.

As dietas de eliminação

Quando o sistema imunológico de um paciente está em pé de guerra, é necessário avaliar a possibilidade de certos alimentos estarem contribuindo para essa situação. Entre as pistas estão sintomas observados após as refeições, como distensão abdominal, dor de estômago, coceira, rubor, excesso de gases, cólica, indisposição e cansaço. Também pode ocorrer uma ativação inexplicável do sistema imunológico que cause, por exemplo, artrite, colite ou psoríase (uma doença de pele). Às vezes, o exame de sangue revela níveis altos de anticorpos em reação a alimentos específicos. Nesses casos, recomendamos às pessoas que tentem fazer uma dieta de eliminação.

Por esse método, todos os possíveis alimentos desencadeadores de reação são abolidos por pelo menos 10 semanas. Depois, observa-se o efeito de sua exclusão. Nem sempre é fácil saber quais itens devem ser evitados. Embora exames de sangue possam ajudar um pouco nessa identificação, eles não são conclusivos.

Em vista disso, pedimos aos pacientes que parem de comer alimentos que têm mais probabilidade de causar reação, como laticínios, nozes, mariscos, ovos, soja e aqueles que contêm trigo e glúten.

Veja o caso de Daria, por exemplo. Aos 44 anos, ela vinha se sentindo doente havia cerca de 12 anos. Os diagnósticos médicos apontaram fibromialgia, lúpus e doença autoimune da tireoide.

Dois anos antes de nos conhecermos, Daria havia deixado de trabalhar como decoradora por causa de cansaço extremo, dor generalizada e sensações desagradáveis semelhantes a choques elétricos passando pelo corpo. Sua mãe vivera anos com esclerose múltipla e ela temia receber o mesmo diagnóstico.

Ao ver o resultado do seu exame de sangue, constatei que seu sistema imunológico estava gravemente hiperativo, tanto que os médicos haviam lhe receitado altas doses do esteroide prednisona e de analgésicos. Ainda assim, nenhum desses remédios a estava ajudando.

Quando a conheci, seu nível de PCR era 6,3mg/l (deveria ser inferior a 1mg/l). Além disso, suas taxas de sedimentação, de colesterol e de células brancas estavam todas acima do normal.

É óbvio que nem ela nem eu ficamos satisfeitos com esses resultados. Por isso, como primeiro passo, pedi a Daria que fizesse uma dieta de eliminação. Ela excluiu laticínios, glúten, soja, mariscos, ovos e nozes de suas refeições. Foi uma tarefa difícil no início porque esses eram alguns de seus alimentos favoritos. Mas sua saúde estava tão debilitada que ela estava disposta a tentar tudo. Daria também detestava os remédios que tomava e seus efeitos colaterais.

Além de abolir esses itens, ela se concentrou em questões fundamentais, como mastigar bem os alimentos, controlar a quantidade de comida que ingeria, manter o padrão alimentar ideal e adotar todas as outras técnicas importantes para uma alimentação correta.

O objetivo desse processo era reduzir a quantidade de antígenos alimentares que estavam atravessando a membrana mucosa do seu trato digestivo e estimulando seu sistema imunológico a reagir. Embora Daria não fosse tecnicamente alérgica aos alimentos excluídos, eles estavam causando ativação imunológica.

Oito semanas após adotar o programa, ela pôde parar de tomar a prednisona. Já havia perdido quase 8kg. Satisfeita, seguiu em frente. Seis meses depois, estava 15kg mais magra. Um ano mais tarde, seu nível de PCR caíra para 0,8, a quantidade de células brancas e os níveis do hormônio da tireoide estavam normais e sua taxa de colesterol havia baixado significativamente.

O que comer

O que comemos é tão importante quanto a maneira como nos alimentamos. É por isso que precisamos fazer escolhas inteligentes. Por exemplo, o ideal seria comermos peixe duas vezes por semana, pois esse é um alimento rico em DHA (ácido docosahexanoico), um ácido graxo ômega-3. Pesquisas mostram que quanto mais alto o nível de DHA, mais baixa a taxa de PCR. Ingerir peixe com essa frequência (e até mesmo suplementar a alimentação com cápsulas de DHA) é uma estratégia excelente para ajudar a reduzir a ativação imunológica.

Como a maioria das pessoas sabe, a melhor opção é comer peixes que não tenham sido expostos a uma grande quantidade de poluentes, como o mercúrio. Em geral, os peixes ideais são os selvagens, e não os criados em cativeiro. Prefira também os que pertencem às espécies menores, pois contêm menos toxinas. Entre os que atendem esses requisitos estão o salmão selvagem, a truta, o linguado, a cavala, o arenque e a sardinha.

As nozes também são importantes para fornecer apoio ao sistema imunológico (desde que a pessoa não tenha alergia a esses alimentos). Além de ricas em vitamina E, essas sementes contêm gorduras benéficas e minerais, como o selênio, um poderoso modulador do sistema imunológico. Apenas duas castanhas-do-pará por dia suprem a necessidade diária de selênio.

Use também óleos saudáveis. Em vez dos óleos de milho, de açafrão e de girassol, prefira o azeite de oliva, especialmente o extravirgem obtido na primeira prensagem a frio. O óleo de canola é outra boa opção, desde que na versão prensada a frio, encontrada em lojas de produtos naturais.

E, é claro, há o brócolis e sua família – as hortaliças crucíferas, entre as quais se incluem a couve-flor, o repolho, a couve-crespa, o repolho-chinês (*bok choy*), a couve-de-bruxelas, o brócolis-americano e a couve-rábano. Todos esses alimentos contêm sulforafano, uma importante substância para o sistema imunológico.

As fibras são também fundamentais. Muitas pesquisas têm associado dietas ricas em fibras à baixa ativação imunológica. Quanto mais alto o consumo de fibras, mais baixa a taxa de PCR. Isso parece estar relacionado ao fato de que as fibras estimulam o crescimento de bactérias simbióticas, isto é, aqueles organismos com os quais vivemos em harmonia e que ajudam o sistema imunológico.

Que quantidade de fibras você deve comer? O ideal para a maioria das pessoas é ingerir cerca de 20g de fibras para cada mil calorias ao dia. Portanto, no caso de uma dieta de 1.500 calorias por dia, recomenda-se a ingestão de 30g de fibras.

Entre os ótimos alimentos ricos em fibras estão os grãos integrais, como trigo integral, arroz integral, aveia integral, painço e quinoa. Há também as já mencionadas nozes e sementes, bem como as leguminosas, entre as quais lentilha, ervilha (tanto a partida quanto a fresca) e feijão-roxo. Muitas outras frutas e hortaliças são boas fontes de fibras. (Leia mais sobre esse assunto no Passo Sete – Fortaleça-se.)

Alimentos que beneficiam o sistema imunológico

Veja a seguir uma lista de alguns dos alimentos que reduzem a ativação imunológica com mais eficácia. Esses itens devem ser ingeridos com frequência. No caso dos condimentos, use-os à vontade. Quando estiver fazendo compras, pense neles como os produtos que mais se assemelham a um elixir da juventude.

CATEGORIA	EXEMPLOS	NUTRIENTES
Família do alho	Alho, cebola, cebolinha verde, chalota, alho-poró	Trissulfetos, alicina, S-alilcisteína
Frutas	Maçã, pera, cereja, damasco, ameixa, pêssego, melancia, melão-cantalupo, mamão	Quercetina, proantocianidinas, licopeno
Frutas cítricas	Laranja, limão, lima-da-pérsia, tangerina, grapefruit	Bioflavonoides, d-limoneno
Frutas vermelhas (silvestres)	Framboesa, morango, mirtilo, amora, amora-preta, amora silvestre, etc.	Ácido gálico, proantocianidinas, flavonas, antocianinas
Uvas	Uva, vinho	Resveratrol, extrato de semente de uva
Nozes, sementes	Noz, amêndoa, noz-pecã, castanha-de-caju, avelã, castanha-do-pará, etc.	Selênio, gorduras monoinsaturadas
Solanáceas	Tomates (principalmente na forma de molho), berinjela, pimenta-de-caiena, chili	Licopeno, nasunina (antocianina), capsaicina
Hortaliças crucíferas e folhas verdes	Brócolis, repolho, couve-flor, couve-de-bruxelas, couve-crespa, couve, acelga, espinafre, folhas de mostarda, etc.	Luteína, folato, sulforafano
Raízes e abóboras	Cenoura, inhame, batata-doce, abóbora, abóbora-moranga	Caroteno
Ervas e condimentos	Manjericão, cúrcuma, alecrim	Curcumina, polifenóis
Azeitonas	Azeitona e azeite de oliva	Gordura monoinsaturada, polifenóis
Bebidas fermentadas	Café, chás	Polifenóis, catequinas, xantinas, zeaxantinas, teanina
Peixes pequenos	Salmão, truta, linguado, cavala, arenque, sardinha	Ácidos graxos ômega-3: DHA e ácido eicosapentanoico (EPA)

ENTRE EM AÇÃO: COMA

Siga a lista de cinco pontos

Adotando hábitos alimentares saudáveis, você ajudará a reduzir a ativação imunológica e viverá em harmonia com sua dieta. A melhor maneira de fazer isso é seguir os cinco itens da lista que apresento a seguir.

1. Observe sua mastigação. Você mastiga os alimentos o suficiente para deixá-los quase liquefeitos antes de engoli-los? Se achar necessário, conte o número de vezes que mastiga. Em todo caso, basta se lembrar de comer mais devagar e de mastigar bem.

2. Fique atento à sua fome. Antes de levar a comida à boca, pare e observe se está com fome. Se a resposta for afirmativa, vá em frente. Caso contrário, abaixe o garfo, respire fundo, beba um pouco d'água e escolha outra coisa para fazer.

3. Observe seu estado emocional. Coma de forma consciente. O fato de estar se alimentando já deve ser suficiente para deixá-lo feliz. Em vez de se sentir pressionado ou estressado, acalme-se e respire devagar. Sinta os músculos da testa e do rosto – eles estão relaxados? Você está sorrindo ou, pelo menos, não está franzindo a testa? Se estiver tenso, concentre-se no fato de que é ótimo poder se sentar em paz e comer, de que é muito bom pôr tudo de lado por alguns instantes apenas para saborear a refeição.

4. Valorize as companhias. Você convidou alguém para comer? O ideal é que você faça pelo menos uma das suas refeições diárias acompanhado. Curta a presença de um amigo ou de um familiar nessas ocasiões. Seu sistema imunológico lhe agradecerá por isso.

5. Não relaxe no controle das calorias. Para evitar excessos, reserve algumas calorias da refeição principal para ingerir mais tarde. Coma apenas uma parte do almoço e guarde o restante na geladeira para consumir em outra ocasião. No restaurante, peça somente a entrada e uma salada e abra mão do prato principal. Procure deixar de lado a sobremesa ou substituí-la por um pedaço de fruta. Lembre-se de que comer em pequenas quantidades ao longo do dia é melhor do que ingerir todas as calorias numa única e grande refeição.

Orientações para comer em casa

Veja agora diretrizes gerais para uma boa alimentação e, portanto, para um envelhecimento saudável. E, é claro, não se esqueça de escolher o máximo de refeições que puder entre aquelas do Plano de Refeições de Oito Dias que apresentarei na parte III.

1. Sempre tome o café da manhã. Preste atenção nas suas escolhas. O café da manhã deve conter cerca de 1/4 das calorias diárias.

A manteiga, que possui alto teor de gordura saturada, tem que ser usada com moderação. Se você costuma comer ovo frito nessa refeição, use os óleos já mencionados, como o de canola orgânico. Em vez de derramá-lo na frigideira, procure borrifá-lo ou pingá-lo – isso diminuirá a quantidade de calorias que você vai ingerir.

Tome o café da manhã com tempo suficiente para que possa mastigar bem. Muitas vezes, essa refeição é feita às pressas. Portanto, sente-se, acalme-se e respire suavemente. Se você estiver se sentindo estressado, impaciente ou ansioso à mesa, talvez tenha ingerido muita cafeína. Nesse caso, o mais indicado é diminuir o consumo dessa substância.

Procure variar os alimentos. Não é obrigatório comer pão integral com leite desnatado todos os dias. Se você gosta de cereais matinais, prefira os que são ricos em fibras aos que são altamente processados. Outras sugestões são mingau de aveia integral (em flocos grandes) com uma xícara de mirtilo, uma fatia de torrada de pão integral com ricota e um copo de suco de laranja.

Como o ideal é ingerir oito a 10 porções de frutas e hortaliças durante o dia, tente consumir pelo menos três delas no café da manhã. Não se esqueça de que existem muitas maneiras interessantes de saborear as frutas e que as hortaliças não precisam ser sempre cozidas no vapor. Elas podem, por exemplo, incrementar uma omelete. A salsa e outros temperos e ervas também podem ser usados com esse fim. Coma ameixas ou frutas secas – até mesmo as passas do cereal matinal contam como meia porção de frutas.

2. Faça um lanche no meio da manhã. Se você estiver no trabalho no meio da manhã, abra mão de comer uma barra de chocolate ou biscoitos recheados, que são alimentos calóricos e processados, e opte por um lanche saudável.

Traga-o de casa. Pode ser uma fruta ou uma porção de granola ou de hortaliças orgânicas, que são vendidas já lavadas e em embalagens pequenas.

3. Planeje a hora do almoço. Três ou quatro horas após o café da manhã, você já tem que estar pensando no almoço.

Nem todas as pessoas têm boas opções de almoço no trabalho. Se esse for seu caso, prepare alguma coisa, assim como fez para o lanche do meio da manhã. Leve dois pedaços de fruta fresca ou seca ou um saquinho de nozes. As hortaliças orgânicas, como minicenouras, são boas pedidas também. E providencie um potinho de homus para incrementá-las. Outra opção são as frutas vermelhas frescas acompanhadas de iogurte desnatado e sem açúcar (que é menos calórico). Se fizer um sanduíche, considere estas dicas: use pão integral de vários grãos, que é rico em fibras, substitua a alface por espinafre e não se esqueça do tomate e da cebola.

4. Faça um lanche no meio da tarde. Por volta das três ou quatro horas da tarde, você estará pronto para um lanche rápido. Esse é o momento perfeito para um sundae com calda quente de chocolate ou uma generosa fatia de bolo – calma, estou brincando! De qualquer forma, sei que, a essa altura, você já estará cansado de cenouras. Que tal algo diferente? Há uma grande variedade de barrinhas light e diet feitas com cereais e frutas orgânicas, inclusive nos sabores torta, pavê e musse.

5. Valorize seu jantar. Vale a pena planejar e preparar o jantar para depois saboreá-lo com todo o prazer.

Em primeiro lugar, pense na possibilidade de convidar alguém para jantar com você ou vá jantar com um amigo ou uma pessoa querida. Você fará essa refeição mais devagar e a apreciará mais se não estiver comendo depressa e sozinho. Isso não quer dizer que jantar sem ninguém por perto não possa ser saudável. Acontece que a maioria de nós precisa de uma companhia para comer com calma e atenção, evitando a tendência de engolir os alimentos sem mastigá-los direito.

Se o jantar for em casa, coloque uma música suave. Acenda uma vela ou duas. Caso seja um apreciador de vinho, saboreie uma pequena taça dessa bebida.

O ideal é comer pelo menos duas ou três porções de hortaliças cozidas no vapor e levemente salteadas ou grelhadas. Abuse de aspargo, abobrinha, espinafre e alcachofra.

Coma peixe pelo menos duas vezes por semana (e não se esqueça de dar preferência aos que são de espécies menores). Se optar por carne, os cortes menos gordurosos são os mais recomendáveis: frango ou peru sem pele, caça e carne bovina magra. Remova a gordura visível.

Caso queira sobremesa, escolha uma fruta. Se estiver com vontade de saborear algo mais doce, coma um *cookie* integral – mas não três ou seis. De vez em quando, todo mundo precisa de um *pequeno* mimo.

O período entre o jantar e a hora de ir dormir costuma ser difícil para quem está tentando controlar a alimentação. Se esse for seu caso, procure manter a tentação a distância com algumas dicas que vou lhe dar. Caminhe um pouco. Beba uma xícara de chá. Abrace seu amor. Telefone para um amigo. Vá ao cinema ou alugue um filme. Tome um copo d'água com uma rodela de limão. Peça a alguém que lhe faça uma massagem. Massageie alguém. Ocupe-se de qualquer coisa que não seja ficar pensando em comer.

Diretrizes para comer fora de casa

Comer bem fora de casa é um dos maiores desafios para a manutenção da saúde do sistema imunológico. O objetivo dos restaurantes não é preservar nosso sistema de defesa, e sim satisfazer nosso estômago – é por isso que costumam servir porções enormes. E, quanto mais comida, mais calorias; portanto, mais trabalho para esse sistema. O pior é que a maior parte dos restaurantes realça o sabor dos alimentos abusando do uso de manteiga, gorduras prejudiciais, sal, glutamato monossódico, açúcar e farinha refinada.

Antes de sair, faça um pequeno lanche, pois assim não estará com muita fome quando chegar ao restaurante, onde talvez demore um pouco até você fazer o pedido e comer. Sugestões de aperitivos para saborear em casa: pedacinhos de frango grelhados ou hortaliças cruas com molho light.

Uma vez no restaurante, a escolha acertada do prato e a forma correta de saboreá-lo estão ligadas à quantidade e à qualidade. Mantenha em mente as seguintes orientações:

1. Não se empanturre de pão. Um pãozinho antes do jantar pode representar uma parte considerável das calorias de toda a refeição, sobretudo se você acrescentar manteiga ou azeite.

2. Diga o que deseja comer. Você está pagando ao restaurante, e não o contrário. Portanto, não se acanhe. Explique como você quer que sua comida seja preparada. Se os clientes disserem aos chefs que preferem alimentos saudáveis àqueles prejudiciais à saúde, talvez comece a haver mudanças nos métodos de cozimento e nos cardápios.

Depois de escolher o prato, procure saber como ele é preparado. Se for à milanesa, frito, cozido no óleo ou refogado na manteiga, pergunte se pode ser feito de outra maneira. Os restaurantes são flexíveis, sobretudo quando essa mudança gera economia. É o que acontece, por exemplo, quando pedimos que o peixe seja apenas cozido no vapor em vez de frito na manteiga.

3. Pule a entrada. Em alguns restaurantes, as opções de entrada podem ser muito generosas e fazer com que você consuma calorias em excesso antes mesmo de comer o prato principal. Nesse caso, salte essa etapa ou considere a possibilidade de pedir apenas a entrada e uma salada.

4. Opte pela salada. Se você estiver com muita fome, peça uma generosa salada de folhas, mas nada de queijo roquefort, nozes caramelizadas e *croûtons* impregnados de manteiga. Diga ao garçom que deseja o molho à parte. Pingando o molho, você consumirá menos calorias.

5. Cuidado com alimentos gordurosos, óleos e azeite. São esses os itens que concentram os mais altos percentuais de calorias. Molhos para salada, azeite de oliva, comida refogada ou frita, carnes gordurosas (como a pele das aves) e manteiga devem ser ingeridos com moderação. Todos eles podem fazer com que você ultrapasse o limite do consumo diário ideal de calorias. (Alimentos como o azeite de oliva e o óleo de canola são bons para a saúde e para o sistema imunológico, porém em pequenas quantidades. Em alguns restaurantes, as saladas parecem conter mais azeite do que verduras.)

6. Escolha proteínas magras. Prefira carnes magras a cortes gordurosos ou entremeados de gordura. E não se esqueça de remover a gordura visível.

7. Peça hortaliças como acompanhamento. Uma porção de hortaliças fará com que você se sinta saciado e o nutrirá com alimentos que beneficiam o sistema imunológico e que não são muito calóricos. Boas opções são: *edamame* (soja verde e fresca, ou feijão de soja japonês), vagem, ervilha (de qualquer tipo), aspargo, couve-flor e espinafre. (Peça ao garçom que sejam preparados com pouca quantidade de óleo ou de manteiga. Hortaliças frescas cozidas no vapor são uma excelente pedida, pois esse método de preparo preserva seu sabor natural e mantém as vitaminas intactas.)

8. Não coma tudo. Lembre-se: você não precisa acabar com toda a comida que está no prato. Siga esta lista quando estiver comendo fora. Quando se sentir saciado, mande embrulhar o restante e terá um bom almoço para o dia seguinte.

9. Não abuse da sobremesa. Por mais gostosa que a sobremesa seja, é provável que ela não ajude seu sistema imunológico, a não ser que se trate de uma fruta. Mas, se você quiser um doce, peça um para todos à mesa e coma apenas um pouco. Ou tome um cappuccino, desde que ele seja descafeinado e preparado com leite desnatado.

10. Não se apresse. Lembre-se de comer devagar e de saborear cada porção. Abaixe o talher após levá-lo à boca e apoie as mãos no colo. Procure ser a pessoa que come mais devagar à mesa.

PASSO TRÊS

Durma

~

Certa vez um político estava falando sobre a perda que sofrera numa disputa eleitoral acirrada. Quando um repórter lhe perguntou como se sentira, ele respondeu: "Isso não me aborreceu tanto assim. Na noite em que perdi a eleição, dormi como um bebê, isto é, dormi duas horas e acordei chorando. Dormi mais duas horas e acordei chorando de novo."

E é este o significado que dormir tem para muitos de nós: uma perturbadora combinação de sono com ciclos de acordar, sonhar, pensar, se preocupar, etc. No entanto, uma boa noite de sono é uma das ferramentas mais importantes que temos para acalmar o sistema imunológico.

Lembre-se de que esse sistema atua como um segundo cérebro. Assim como a mente, ele rastreia nossas emoções e sabe quando estamos preocupados, nos sentindo ameaçados ou aborrecidos. Ele capta os mesmos sinais.

Uma das pistas mais importantes que o sistema imunológico observa é o sono. Entretanto, assim como não atribuímos muita importância à respiração, também não costumamos dar muito valor ao sono. Isso acontece porque no início da vida temos muita facilidade para dormir. Crianças e adolescentes em geral dormem muito bem. A maioria das pessoas precisa chegar à idade adulta para começar a prestar atenção no sono – ou na falta dele.

Quando eu era mais jovem, trabalhei no setor de emergência de um hospital, por isso permanecer acordado a noite inteira era algo rotineiro. Após um turno, eu ia para casa, beijava meus filhos no momento em que saíam para o colégio e tirava uma soneca de três horas. E só. Hoje, eu precisaria dormir oito horas para me recuperar de apenas uma noite nesse esquema, quanto mais de vários anos nesse ritmo.

Hoje em dia, há um número crescente de doenças do sono entre adultos. As causas são diversas.

Talvez a mais óbvia seja a de que as pessoas estão ficando cada vez mais estressadas. A cada ano, o mundo parece ficar mais complexo, exigindo mais da nossa habilidade de competir numa cultura em permanente mutação. Até o próprio planeta parece estar mais ameaçador. Muitos pacientes me dizem que não conseguem dormir porque ficam lendo notícias ruins de todos os cantos do mundo – fatos que vão da fome a guerras, de crimes a desastres naturais. A quantidade de acontecimentos preocupantes é considerável, e tudo isso exerce uma grande influência na qualidade do sono.

Outro fator que vem interferindo de forma negativa na qualidade do sono é o consumo exagerado de algumas substâncias. Não estou me referindo a drogas pesadas, e sim à cafeína. O problema com ela é que sua meia-vida dura mais de seis horas; isso significa que, seis horas após bebermos uma xícara de café, metade da cafeína ingerida ainda permanece no nosso organismo e, seis horas depois, 1/4 dela ainda continua lá.

Determinadas situações, como a gravidez, prolongam ainda mais essa meia-vida, fazendo com que ela chegue até a 18 horas, enquanto o uso de pílulas anticoncepcionais a estende por mais de 12 horas. Muitos medicamentos, entre eles alguns antibióticos, antiácidos e antidepressivos, expandem a meia-vida da cafeína também. Até mesmo o suco de grapefruit e o chá verde causam esse efeito.

Portanto, é fácil ver que às vezes as pessoas precisam desacelerar, mas não conseguem porque estão com muita cafeína no organismo. Por causa disso, há quem acabe ingerindo bebidas alcoólicas para entrar num estado de torpor e adormecer. Mas o entorpecimento das células cerebrais é temporário. Embora o consumo de álcool possa induzir o sono, o fígado começa a processar essa substância de imediato e, três ou quatro horas depois, o nível de álcool no sangue está quase zerado. Nesse momento, a pessoa sente uma minissíndrome de abstinência que é muito estimulante – esse processo causa excitação e ela acorda.

Dessa maneira é criado um círculo vicioso que, com o passar do tempo, provoca falta de sono.

A cafeína e o álcool não são os únicos vilões dessa história. Há também os soníferos, que hoje em dia estão entre os medicamentos mais receitados.

O problema com esses remédios é que, embora possam de fato nos ajudar a pegar no sono, eles não nos mantêm adormecidos. Quando seu efeito acaba, podemos acordar e não conseguir voltar a dormir. Com isso, somos tentados a tomar outra dose.

Remédios para dormir podem se tornar um hábito e até viciar. Quando ingerimos soníferos por mais do que alguns dias seguidos, criamos tolerância a essas substâncias e, por isso, a tendência é precisarmos de doses cada vez maiores para obter o efeito desejado. Esse aumento da dosagem pode causar dependência.

Talvez você já soubesse que os fatores que mencionei atrapalham nosso sono. Mas você sabia que o excesso de peso, além de prejudicar a saúde, pode afetar o sono? Em primeiro lugar, as pessoas obesas não conseguem encontrar uma posição confortável na cama. Não importa se estão de barriga para cima ou de barriga para baixo, elas não respiram bem. Por isso estão sempre se sentindo cansadas e parecem não conseguir repousar nunca, não importa quanto tempo fiquem deitadas.

A importância de um ótimo sono

Poucas coisas preocupam tanto meus pacientes quanto o sono. "O que posso fazer para dormir mais?" deve ser a pergunta que mais ouço.

Mas o ponto importante não é a quantidade de horas que dormimos, e sim sua qualidade. Cinco horas de um bom sono podem ser tão revigorantes quanto sete horas de um sono insatisfatório.

Os cientistas já identificaram cinco estágios de sono que estão divididos em dois tipos básicos – o sono REM (do inglês *rapid eye moviments*, ou movimentos rápidos dos olhos) e o sono não REM (NREM).

O sono REM costuma representar cerca de 30% do tempo que passamos dormindo. Os sonhos ocorrem durante esse estágio.

No sono NREM há quatro estágios e cada um deles é progressivamente mais profundo do que o anterior. Os estágios 3 e 4 são considerados os de sono profundo. O estágio 4 é o do sono reparador, aquele que restaura e revitaliza nosso corpo.

O sono passa por esses diferentes estágios todas as noites. É normal termos períodos de sono leve (estágios 1 e 2) intercalados com sono profundo (estágios 3 e 4) e sonhos (sono REM). À medida que a noite avança, tendemos a ter o sono REM com mais frequência e, no início da manhã, quase todo o sono é REM – o que explica, em parte, por que muitas vezes nos lembramos dos sonhos ao acordarmos.

Os cientistas ainda não sabem exatamente o que ocorre no nosso cérebro nem no nosso corpo durante os diferentes estágios de sono NREM e REM, mas alguns fatos já parecem mais claros. Em geral, durante o sono REM ficamos imóveis e, embora nossos olhos estejam se movendo depressa, nossos braços e nossas pernas se mantêm inertes. É por causa dessa imobilidade que às vezes acordamos com vincos no rosto ou formigamento nos braços. Esses sinais são consequência das posições desconfortáveis em que adormecemos e nas quais permanecemos durante o sono REM.

As medições das ondas cerebrais podem nos ajudar a compreender parte da atividade cerebral que ocorre durante as diferentes fases do sono.

O sono profundo (estágios 3 e 4) caracteriza o surgimento das chamadas ondas delta na medição das ondas cerebrais por EEG. Essas ondas lentas representam o sono mais reparador. De forma oposta, durante o sono REM, as ondas cerebrais mostram um padrão ativo que inclui ondas beta, que também aparecem quando estamos pensando.

A falta do sono profundo e reparador, ou de ondas delta, tem sido apontada como fator de ativação imunológica. No caso da apneia do sono, as pessoas sofrem constantes e repetidos episódios de interrupção da respiração durante o sono. Muitas vezes esse problema é provocado pelo fechamento das vias respiratórias, que pode ser motivado pela posição em que a pessoa está dormindo (em geral de barriga para cima). No entanto, a causa mais comum da apneia é o aumento da espessura do pescoço, das bochechas e da língua decorrente do excesso de peso.

Quando a via respiratória sofre um estreitamento (seja pelo motivo que for), ocorre um bloqueio do fluxo de ar, exatamente como se tivéssemos prendido a respiração de propósito.

Ao pararmos de respirar intencionalmente, o nível do dióxido de carbono no sangue começa a subir e, por isso, nos sentimos desconfortáveis. A frequência cardíaca aumenta. Nesse momento, desejamos desesperadamente levar ar aos pulmões, ficamos agitados até que, por fim, respiramos.

Esse mesmo processo ocorre com as pessoas que têm apneia do sono –

quando seu cérebro percebe que elas não estão respirando, ele envia um sinal para despertá-las. Elas se agitam, se mexem na cama e, em geral com um ronco alto, começam a respirar de novo. Isso é suficiente para tirá-las do sono profundo, mas não para acordá-las de vez.

O problema é que, quando a apneia ocorre com muita frequência, as pessoas não têm uma quantidade satisfatória de sono reparador. Seu cérebro as acorda para que reiniciem a respiração e elas precisam começar todo o ciclo do sono outra vez a partir do estágio 1. (Não conseguimos chegar ao estágio 4 sem passar pelos três estágios iniciais.)

Por causa disso, os portadores desse distúrbio não "recarregam suas baterias", ainda que fiquem na cama por nove horas. Estão sempre se sentindo cansados e vivem se arrastando. Precisam tirar sonecas e dormir cedo.

De acordo com as pesquisas, as pessoas que sofrem de apneia do sono também apresentam níveis elevados de ativação imunológica e de PCR. Estudos realizados na Clínica Mayo e publicados na revista *Circulation* em maio de 2002 mostraram que pacientes com esse distúrbio têm níveis de PCR quase quatro vezes mais altos do que os indivíduos que dormem normalmente. Pesquisas realizadas na Universidade Estadual da Pensilvânia e publicadas no *Journal of Clinical Endocrinology & Metabolism* em fevereiro de 1997 revelaram níveis altos das citocinas interleucina-6 e FNT-alfa em pacientes com apneia do sono. No caso daqueles que foram submetidos ao tratamento desse problema e voltaram a ter um sono profundo e de qualidade, houve uma diminuição dos níveis de citocinas e de PCR.

O sistema imunológico e o sono

Como eu disse, é a qualidade, e não a quantidade, do sono que importa. Algumas pessoas precisam dormir por sete horas, outras se contentam com cinco horas, enquanto há quem não abra mão de nove horas. A diferença no tempo de sono necessário para cada um de nós provavelmente está relacionada à qualidade do sono.

Mas é muito difícil medir essa qualidade. A não ser que alguém prenda eletrodos na nossa cabeça e imprima um mapa das nossas ondas cerebrais, não temos como saber ao certo a quantidade de sono de qualidade que temos.

Nosso comportamento durante o dia pode, entretanto, nos fornecer dicas úteis. Por exemplo, você costuma adormecer enquanto está lendo um livro ou assistindo à televisão? Começa a cair no sono quando está dirigindo há mais de uma ou duas horas? Cochila durante apresentações no trabalho? Sente necessidade de pôr o sono em dia durante os fins de semana? De modo geral, acorda de manhã se sentindo cansado?

Se a resposta a uma dessas perguntas for afirmativa, você não está conseguindo ter uma quantidade suficiente de sono de qualidade. Talvez esteja dormindo muitas horas porque, digamos, se deita às 22h30 e se levanta às 7h. Mas, se ainda assim, acordar cansado ou com qualquer um dos sintomas que listei, é provável que não esteja dormindo bem.

Pesquisas mostram que o sistema imunológico exerce um efeito poderoso no sono. Por razões que ainda não compreendemos inteiramente, esse sistema, em algumas ocasiões, desempenha um papel fundamental na regulagem do sono.

As citocinas do sistema imunológico, entre elas as interleucinas e o FTN-alfa, afetam a qualidade e os estágios do sono. Todos nós já tivemos uma gripe, um resfriado forte ou outro tipo de infecção. Quando estamos doentes, queremos dormir o dia inteiro e, mesmo depois que acordamos, continuamos sonolentos. São essas citocinas produzidas pelo sistema imunológico que nos deixam nesse estado.

As citocinas aumentam o sono de onda delta (onda lenta) e reduzem o sono REM. Quando estamos tentando nos recuperar de uma infecção, precisamos descansar mais e, por isso, o sistema imunológico e o cérebro trabalham juntos para produzir mais sono profundo.

É provável que a ativação imunológica seja a causa do estado de letargia em que algumas pessoas às vezes se sentem mesmo quando não estão com uma infecção. Quanto mais baixo estiver nosso nível de ativação imunológica, mais bem-dispostos e menos sonolentos vamos nos sentir, e vice-versa.

(É claro que nesse caso ocorre um círculo vicioso: se não dormimos o suficiente, ativamos o sistema imunológico, que, então, produz as citocinas que nos deixam sonolentos, etc.)

Você talvez já tenha ouvido falar da doença do sono, que é causada por um protozoário parasitário chamado tripanossomo, encontrado com mais frequência na África. Como você já deve ter adivinhado, os sintomas dessa enfermidade são cansaço e sono. A produção de citocinas pelo sistema imunológico dos indivíduos infectados talvez contribua para a sonolência associada a essa doença.

O sistema imunológico percebe se dormimos bem ou não. Quanto mais qualidade nosso sono tiver, melhor ele funcionará – estará pronto para responder a qualquer ameaça, porém não excessivamente ativo. Quando temos uma quantidade suficiente de sono profundo e tranquilo, esse sistema fica calmo e relaxado e a produção de citocinas cessa.

Embora eu tenha dito que a qualidade é mais importante do que a quantidade, quando se trata do sono, conseguir dormir a quantidade apropriada de horas é fundamental para o sistema imunológico, pois ele precisa tanto do sono quanto o cérebro.

Pesquisadores descobriram que, enquanto dormimos, o cérebro se restaura – algo que ele não pode fazer em nenhuma outra ocasião. Ao longo do dia, há rompimentos em pequenas conexões cerebrais, nutrientes se esgotam e a infraestrutura necessita de reparos. Além disso, o arquivo de memórias precisa ser transferido, ou "desfragmentado". Todos esses problemas precisam ser solucionados, e o cérebro sabe fazer isso – quando está "desligado".

É o que também acontece, por exemplo, com um computador. Para fazermos reparos maiores nesse tipo de equipamento, temos que desligá-lo antes. Da mesma maneira, o cérebro não pode realizar os consertos de que necessita enquanto está pensando, olhando em volta, identificando alguma coisa para comer, etc. Ele fica muito ocupado enquanto está garantindo nossa sobrevivência.

Assim como o cérebro, o sistema imunológico fica constantemente ocupado durante o dia. Ele armazena memórias, examina todos os pedacinhos de comida que ingerimos, tenta descobrir se o estranho que está se aproximando é amigo ou inimigo, se comunica (fazendo com que cada célula conte para todas as outras o que encontrou naquele dia), compartilha registros, produz anticorpos e desempenha sua função nos cuidados com a saúde. Esse sistema depende do sono para ter a chance de realizar consertos, recarga de energia e atividades de manutenção no nosso corpo.

Além disso, o sistema imunológico necessita que nossos níveis de estresse sejam desligados a intervalos regulares. O simples fato de estarmos acordados e em atividade durante o dia é um processo estressante. Esse sistema precisa se manter sempre alerta porque estamos sujeitos a todo tipo de eventualidade

– podemos ser atropelados por um ciclista, ameaçados por alguém ou atacados por uma bactéria ou um cão.

Durante o sono, no entanto, os níveis de estresse ficam baixos o suficiente para que o sistema imunológico possa se restaurar. Em todo caso, se estivermos tensos nesse período, o sistema imunológico não conseguirá relaxar. Por exemplo, um distúrbio do sono chamado terror noturno pode deixá-lo hiperativo. Esse problema ocorre durante o sono NREM e é um dos sintomas da apneia do sono. Pesquisadores acreditam que, em parte, ele é causado pela impossibilidade de respirar bem, o que, por sua vez, provoca níveis altos de ativação imunológica.

Em outro distúrbio do sono, a narcolepsia, a pessoa pode adormecer de repente durante uma conversa. Cientistas do Centro Stanford de Pesquisas da Narcolepsia descobriram níveis elevados das citocinas interleucina-1 e FTN-alfa no sangue de pacientes narcolépticos, o que indica ativação imunológica e grande quantidade de citocinas (*Brain, Behavior, and Immunity*, julho de 2004).

A insônia

Assim como a apneia do sono e a narcolepsia, a insônia também ativa o sistema imunológico.

A insônia tem causas diversas. Uma delas é o fato de as pessoas não reservarem tempo suficiente para dormir ou terem hábitos incomuns quando se trata de descansar.

Outros fatores que provocam insônia são distúrbios do humor, como a ansiedade e a depressão. Nesses casos, as pessoas não dormem bem porque estão excessivamente preocupadas – talvez estejam passando por um divórcio ou alguém muito próximo a elas esteja doente. Também podem estar cuidando de outra pessoa e, por isso, precisam estar sempre atentas a ruídos como o de alguém caindo da cama, o de um alarme ou o do choro de um bebê.

Uma pesquisa realizada em 2003 pela Harvard Medical School e o Brigham and Women's Hospital estudou os efeitos da insônia na ativação imunológica e nos níveis de PCR. Dez adultos saudáveis foram mantidos acordados por 88 horas seguidas e seus níveis de PCR foram testados a cada 90 minutos por cinco dias. Durante esse período, suas taxas de PCR ficaram cinco vezes mais altas do que o normal.

Em outro experimento, 10 voluntários dormiram apenas 4,2 horas a cada noite durante 10 noites consecutivas. Seus níveis de PCR foram testados a cada hora e, mais uma vez, quintuplicaram.

Em um estudo envolvendo mais de 28 mil crianças e 1.500 adultos, os pesquisadores da Warwick Medical School, na Inglaterra, descobriram que um período de sono mais curto estava associado a quase o dobro do risco normal de obesidade e que essa probabilidade se mantinha até em crianças de cinco anos de idade.

E experimentos realizados com 71.617 enfermeiras que participaram do Nurses Health Study revelaram que as mulheres que dormiam cinco horas ou menos por noite tinham uma tendência 45% maior de ter problemas cardíacos. Até o sono de seis horas por noite estava associado a quase 20% de aumento na ocorrência desse tipo de distúrbio.

A privação de sono e a insônia são causas importantes da ativação imunológica. Portanto, não surpreende que dormir menos do que o necessário dobre o risco de obesidade e aumente a probabilidade de doença cardíaca.

Um sono de boa qualidade é importante para a saúde, para o sistema imunológico e para desacelerar o processo de envelhecimento. Os danos decorrentes da privação do sono equivalem aos da intoxicação por bebida alcoólica. Quando solicitadas a realizar algumas tarefas, de simples cálculos a andar em linha reta, as pessoas que não dormem o suficiente têm um desempenho tão ruim quanto aquelas que estão alcoolizadas.

Conceitos como dormir como um bebê e ter o sono da beleza são antigos e muito conhecidos – e por uma boa razão. Quem não está dormindo bem não está envelhecendo bem.

ENTRE EM AÇÃO: DURMA

Dormir é um hábito. E também é um comportamento que aprendemos. Portanto, você pode treinar a mente e o corpo para voltar a dormir bem. Mas será preciso praticar.

O condicionamento do sono apresentará resultados melhores se você seguir essas orientações com regularidade. Um adestrador de cães, por exemplo, não permite que esses animais subam no sofá apenas “de vez em quando”, isto é, ele não os habitua a fazer determinadas coisas "uma vez ou outra". Portanto, você precisa ser disciplinado para obter o comportamento desejado.

Somente quem não tem dificuldade para dormir pode deixar de seguir um padrão regular de indução do sono. No entanto, pessoas com essa característica são raras. Quase todos nós precisamos nos esforçar para ter uma boa noite de descanso. Além de formarmos hábitos, devemos criar um ambiente adequado ao repouso e dominar a técnica de relaxar a mente e o corpo.

Seguindo as orientações que apresento a seguir, você terá mais chances de ser bem-sucedido.

O que você deve fazer

1. Estipule um horário para dormir. O ato de dormir tem que seguir um padrão uniforme. Em outras palavras, você deve tentar se deitar sempre no mesmo horário e acordar sempre na mesma hora. Não fomos programados para ir para a cama às 21h numa noite, ficarmos acordados até as 2h na noite seguinte e irmos dormir às 20h na outra. O corpo não aprende a se adaptar a hábitos corretos com um padrão de sono irregular.

Estabeleça a hora que deseja ir para a cama. Desde que você siga um padrão, ir dormir às 22h ou à 1h não faz diferença. Algumas pessoas são matutinas – gostam de se levantar às 5h. Outras preferem dormir até as 10h ou 11h. Tudo bem também. O erro é alterar o padrão, até mesmo nos fins de semana, quando muita gente sente vontade de dormir até mais tarde. (Se você perceber que sempre precisa dormir mais nos fins de semana, é porque provavelmente não está tendo um sono de qualidade nos demais dias.)

A disciplina de saúde oriental conhecida como Ayurveda reconhece a existência de ciclos durante o dia e considera importante fixá-los. De acordo com essa prática, os ciclos progridem em seis unidades de quatro horas, que começam com o despertar às 6h e o horário de ir para a cama, de preferência às 22h. Esse padrão destina oito horas para o sono e acredita-se que esteja em harmonia com a atividade da mente e do corpo.

Seguindo esse esquema corretamente, você não precisará de um despertador, pois sempre acordará de modo natural no mesmo horário.

2. Crie um ambiente tranquilo para dormir. Faça com que o lugar onde você vai repousar tenha o mínimo possível de distrações. Ali não deve haver barulho, luz, televisão, computador nem bipe.

Acima de tudo, mantenha esse ambiente em total escuridão. Nada de luz – nem do seu relógio, nem dos postes da rua, nem da Lua, nem por baixo da porta.

O ideal é tornar a cama acolhedora também. Um bom colchão, lençóis e cobertores macios e travesseiros confortáveis farão com que, ao se deitar, você diga "Ahhhh!" e assim relaxe. Lençóis ásperos, roupas de cama desarrumadas e um colchão ruim definitivamente não contribuem para uma restauradora noite de sono.

3. Estabeleça um ritual do sono. Um ritual do sono cria uma reação condicionada em que o corpo, o cérebro e o sistema imunológico vivenciam um padrão familiar que induz automaticamente o sono.

Por exemplo, algumas pessoas gostam de ler na cama por meia hora. Outras usam processos de relaxamento, como meditação, exercícios respiratórios ou posições de ioga. Existem também aquelas que anotam todos os assuntos com os quais terão que lidar no dia seguinte para que não fiquem obcecadas com eles durante o tempo que têm para dormir.

Outra técnica de condicionamento do sono é um exercício de relaxamento muscular. Relaxe um músculo de cada vez em todo o corpo, começando pelos dedos do pé e seguindo para os pés, os tornozelos, as panturrilhas, os joelhos, as coxas, os quadris, as costas, o abdômen, os ombros, os braços, os dedos das mãos, o pescoço e, por fim, o rosto. No momento em que sua face estiver totalmente relaxada – assim como o restante do corpo –, você conseguirá adormecer.

E, é claro, algumas pessoas contam carneirinhos ou os números de trás para a frente começando no 100.

Vou descrever um exercício de meditação que é fácil de fazer e ajuda a induzir o sono. Sente-se perto da sua cama, pode ser numa cadeira ou num travesseiro no chão (reserve a cama apenas para dormir). Tente manter as costas retas. Feche os olhos. Faça três inspirações profundas, expirando totalmente a cada vez. Concentre-se na respiração lenta e, a cada expiração, sinta o estresse e a tensão deixando seu corpo. Em seguida, volte o pensamento para alguém ou algo que você ame muito – seu companheiro, um filho, um amigo, um animal de estimação, uma atividade ou até um objeto. Mantenha a atenção na essência desse elemento que está em sua mente. Sinta todos os outros pensamentos, preocupações e tensões indo embora. Observe sua mente se acalmando e seu corpo ficando mais leve. Continue a inspirar devagar e a expirar por completo. Se começar a devanear, não se preocupe e tente recuperar o foco com serenidade.

Continue a praticar essa meditação até se sentir completamente relaxado e até que toda a tensão tenha saído de seu corpo. Em seguida, vá para a cama e caia num sono tranquilo e profundo.

4. Encontre bons acessórios para dormir. Não se preocupe com a aparência que você tem enquanto dorme. Caso precise de algo para ajudar a eliminar a luz, use um máscara para os olhos. Elas existem em vários modelos e tamanhos e são uma boa solução para quem dorme num quarto em que a luz atravessa cortinas e venezianas.

Alguns quartos são também barulhentos. Se o seu for assim, coloque tampões de ouvido. Eles são confeccionados em diversos tipos e materiais. Os de espuma são baratos, funcionam bem e costumam ser confortáveis até para quem dorme de lado. Talvez você precise se acostumar a esses acessórios, mas não conheço ninguém que não tenha conseguido encontrar um par que não fosse cômodo o suficiente para lhe garantir uma boa noite de sono.

Se você gosta de dormir de pijama, opte por modelos largos feitos com tecidos macios e confortáveis. Flanela no inverno e algodão ou seda em temperaturas mais altas caem muito bem.

5. Converse com quem dorme ao seu lado. Caso você durma com alguém, peça a essa pessoa que o ajude. Se alguma coisa o estiver incomodando, desabafe. Deixe que seu companheiro o acalme. Abracem-se. Façam amor. Massageiem o pescoço ou as costas um do outro. Um cafuné é muito relaxante e fácil de fazer. Outra boa opção é uma massagem nos pés com um pouco de óleo.

Converse com seu companheiro sobre outras maneiras que vocês têm de ajudar um ao outro a dormir bem. É importante que ele saiba qual é a melhor forma de agir ao seu lado, sobretudo se estiver fazendo algo que atrapalha seu sono. Esse tipo de conversa pode permitir que vocês façam ajustes nas posições em que dormem e decidam que soluções adotar, caso um dos dois acorde muitas vezes, se levante com frequência ou ronque.

Para algumas pessoas, dormir com um animal de estimação é algo que as acalma. No entanto, por mais que você ame seu bichinho, se ele estiver prejudicando seu sono, pense na possibilidade de deixá-lo fora da cama – ou até fora do quarto, caso ele o acorde todos os dias pedindo carinho ou café da manhã.

6. Use o olfato. Alguns aromas podem ajudar você a dormir – há muitos óleos terapêuticos que produzem um efeito relaxante.

Embora as preferências quanto a aromas variem, entre os óleos que parecem eficazes estão os de jasmim, gerânio, rosa e manjerona. Pouco antes de dormir, prepare um banho com cinco a oito gotas de um desses óleos ou use um difusor aromático para perfumar o quarto. Outra opção é derramar uma gota num lenço e colocá-lo dentro da fronha antes de se deitar.

7. Tome um banho. Tomar um banho quente, relaxante e perfumado com óleos essenciais antes de ir para a cama pode ajudar a relaxar tanto o corpo quanto a mente, aliviando a dor e a tensão muscular e acalmando os pensamentos e a respiração. Inspirar o vapor durante um banho quente contribui para hidratar e desobstruir os pulmões e as vias respiratórias.

Se sua musculatura estiver um pouco dolorida, adicione à água meia xícara de sais de banho (sulfato de magnésio) e a mesma quantidade de bicarbonato de sódio.

8. Crie um mantra do sono. Um mantra é um padrão mental em que podemos nos concentrar. Experimente inventar um antes de ir se deitar. Ele não precisa ser verbal. Você pode usar uma imagem, um pensamento ou um sentimento. Mas a mente se acalma quando se fixa em apenas uma coisa.

Algumas pessoas gostam de usar a frase "Estou tão feliz por estar na cama", outras criam uma imagem adorável de um lugar onde ninguém poderá incomodá-las e há quem traga à mente uma lembrança feliz. Outras imagens podem ser o balanço de uma rede numa choupana, estar deitado com alguém muito querido ou estar boiando no mar.

Criando um mantra do sono eficaz, você fará com que os outros pensamentos se dissipem e conseguirá dormir. Algumas pessoas ficam tão craques nisso que adormecem quase imediatamente após mentalizarem seu mantra do sono.

O que você não deve fazer

1. Não abuse da cafeína. Preste atenção na quantidade de estimulantes – como refrigerantes cafeinados e chocolate – que você ingere durante o dia. Como eu disse, consumir cafeína à tarde produz efeitos na hora de dormir, por isso limite sua ingestão ao período da manhã.

O álcool também é um estimulante. Portanto, se você perceber que está acordando poucas horas após ter ido dormir, fique longe das bebidas alcoólicas – até mesmo da taça de vinho no jantar.

2. Não se hiperestimule. Antes de se deitar, evite assistir ao telejornal, navegar na internet e responder a e-mails relacionados ao trabalho. Imagens perturbadoras de eventos recentes e mensagens preocupantes envolvendo sua atividade profissional manterão sua mente agitada, fazendo com que você tenha dificuldade para dormir.

3. Não exagere no consumo de líquidos à noite. A vontade de urinar é um motivo comum para acordarmos durante a noite. Se você está indo ao banheiro muitas vezes nesse período, suspenda ou reduza a ingestão de líquidos duas horas antes de ir dormir – e não se esqueça de esvaziar a bexiga antes de se deitar.

4. Não coma antes de dormir. A digestão de uma refeição demora cerca de duas horas e se processa melhor quando estamos acordados. Além disso, essa não é a melhor hora de ingerir calorias. Se estiver se sentindo agitado, não ceda à tentação de comer. Em vez disso, experimente tomar um banho quente ou meditar. Beber uma xícara de chá de camomila é uma boa opção, desde que você saiba que não ficará indo ao banheiro várias vezes depois.

5. Não use a cama para nada, exceto dormir (e fazer amor). Ao usar a cama como um lugar para responder a e-mails, assistir à televisão ou conversar por telefone, você está enviando a mensagem errada para seu cérebro. O objetivo é treinar seu corpo para que ele durma com facilidade e profundamente. Esse condicionamento requer uma mensagem coerente, isto é, a de que a cama é o lugar de dormir e que, ao se deitar nela, você está pronto para descansar, e não para trabalhar.

6. Não vá para a cama zangado. Se você está zangado com seu companheiro, desabafe. Não leve o problema para a cama. Ficar remoendo uma insatisfação ativará seu sistema imunológico e o impedirá de adormecer. Faça um acordo com seu parceiro de nunca irem se deitar aborrecidos. Se possível, resolvam a situação antes.

7. Não se preocupe demais com a questão do sono. Ninguém jamais morreu de insônia (exceto em casos muito raros que envolviam graves doenças do sono genéticas). Quanto mais você ficar apreensivo com isso, mais difícil será. O sono virá. Tenha paciência. Você vai aprender a melhorá-lo. Pratique o máximo possível. Logo, logo estará dormindo.

PASSO QUATRO
Dance

~

Ao pensar em dança, talvez você imagine estilos como samba, forró, tango, jazz, dança do ventre. Todos eles são maravilhosos. Mas, quando menciono a dança no contexto do Programa da UltraLongevidade, estou me referindo a algo mais amplo: a qualquer combinação de ritmo e movimento.

Mover-se de acordo com um ritmo específico é a essência de qualquer dança. Portanto, sempre que nos movimentamos em determinada cadência, com ou sem música, estamos dançando.

Isso significa que existe uma grande variedade de danças, como as que envolvem as atividades de caminhar, correr, pedalar, nadar, escalar e até mesmo jogar golfe – afinal, os bons golfistas sabem que suas melhores tacadas são dadas quando estão seguindo um ritmo.

Até o tênis é uma dança. Qualquer pessoa que já tenha assistido a uma partida desse jogo conhece seu ritmo, marcado pelos estalidos dos voleios. Os próprios espectadores desenvolvem um ritmo ao virar a cabeça e os olhos para a esquerda e a direita sucessivamente – a plateia realiza uma dança em uníssono.

Exercício físico: o principal remédio antienvelhecimento

Quase todo mundo sabe que se exercitar é bom para a saúde. As mais importantes descobertas sobre os exercícios confirmam a teoria de que eles são ótimos para evitar e combater um grande número de problemas de saúde e que provocam um impacto positivo no sistema imunológico e no próprio envelhecimento.

A atividade física talvez seja o elemento já estudado que mais se aproxima de um elixir da juventude. O Dr. Robert Butler, presidente do Centro Internacional da Longevidade do Hospital Mount Sinai, em Manhattan, disse que, se os exercícios pudessem ser transformados em comprimidos, eles se tornariam o principal remédio contra o envelhecimento e o mais receitado em todo o mundo. Um ávido praticante de exercícios aos 78 anos de idade, Butler, que tem a aparência de um homem muitos anos mais jovem, é uma prova viva de quanto essa prática beneficia a saúde.

Muitos outros exemplos mostram que os exercícios podem prolongar e até salvar vidas. É o caso de Jack LaLanne, primeira pessoa a apresentar um programa de atividade física na TV americana. Hoje, aos 96 anos, ele continua a adotar uma saudável rotina de exercícios diários, que inclui flexões na barra e no chão e o uso de halteres. Esse senhor vem fazendo exercícios vigorosos há mais de 70 anos. E mais: nem mesmo a idade avançada o faz tomar remédio e, ainda assim, ele não fica doente. (No entanto, admite ingerir 49 ou 50 suplementos por dia e seguir uma dieta composta de alimentos totalmente naturais, não processados e integrais.)

Sua saúde não é resultado de um golpe de sorte. As mais recentes e avançadas pesquisas científicas têm chegado à mesma conclusão: a prática regular de exercícios é fundamental para a manutenção da saúde e para a desaceleração do processo de envelhecimento.

Os exercícios físicos e o sistema imunológico

Mais uma vez: se for bom para a saúde, será bom para o sistema imunológico. Um grande número de pesquisas associa níveis reduzidos de ativação imunológica e taxas mais baixas de PCR e citocinas à prática de exercícios físicos e à execução de movimentos – e, neste livro, você já leu o suficiente para saber quanto isso é importante.

Um estudo feito com quase 4 mil adultos em abril de 2006 e publicado em *Atherosclerosis* mostrou que os exercícios e o nível do condicionamento físico também estavam inversamente relacionados aos níveis de PCR. É interessante notar, entretanto, que o resultado não tinha a ver com obesidade – estivessem ou não acima do peso, quanto mais ativos e bem condicionados os voluntários, mais baixos eram seus níveis de PCR.

Muitos estudos confirmam essas conclusões. Um deles, envolvendo mais de 200 crianças (*Journal of Pediatrics*, fevereiro de 2003), revelou que quanto maior a quantidade de exercícios praticados por elas, mais baixos eram seus níveis de PCR. Essa pesquisa examinou também indivíduos com diversos tipos de doenças, como diabetes e pré-diabetes. Os resultados mostraram que apenas quatro semanas de programa de treinamento físico foram suficientes para fazer com que os níveis de PCR de diabéticos e pré-diabéticos ficassem quase normais.

A relação entre condicionamento aeróbico e ativação imunológica reduzida parece manter-se independentemente de gênero, idade e diferenças de peso. No Japão, um estudo com quase 100 mulheres jovens (*Endocrine Journal*, abril de 2006) mostrou que a prática regular de exercícios diminuía de modo significativo a ativação imunológica, medida através dos níveis de PCR, FNT-alfa e leptina, até mesmo no caso das participantes que estavam acima do peso e obesas.

Os efeitos dos exercícios físicos no sistema imunológico também foram estudados no nível celular e, por isso, os mecanismos precisos através dos quais eles afetam as células sanguíneas brancas e outros componentes desse sistema estão sendo esclarecidos.

Imunologistas da Faculdade de Medicina James H. Quillen, da Universidade Estadual East Tennessee, examinaram os efeitos dos exercícios físicos nas células sanguíneas brancas, que desempenham um importante papel no desenvolvimento das doenças cardíacas e da aterogênese – a formação de placas nas artérias do coração. Eles mediram a produção de citocinas imunoativadoras e de citocinas imunoprotetoras por essas células nos voluntários antes e depois da prática de exercícios.

Após seis meses de atividades físicas (cerca de duas horas e meia por semana), os níveis de citocinas imunoativadoras fabricadas pelas células sanguíneas brancas haviam caído mais de 58%, enquanto os de citocinas imunoprotetoras tinham subido mais de 35%. A conclusão foi que a prática de exercícios afeta diretamente a produção de citocinas imunoativadoras e de citocinas imunoprotetoras por células sanguíneas brancas e que esse é um dos mecanismos que agem contra as doenças cardíacas.

A prática de atividades físicas talvez seja a maneira mais eficaz de baixar os níveis de PCR. Em um estudo, 652 homens e mulheres sedentários foram submetidos a um programa de 20 semanas de atividades físicas. O resultado foi a redução constante e significativa de seus níveis de PCR, independentemente de quaisquer mudanças no peso corporal e nas taxas de colesterol e de glicose.

A força do ritmo

Quando a atividade física acompanha um ritmo, ela pode ser considerada uma dança – e a dança é uma maneira extraordinária de obter o máximo de benefícios de um programa de exercícios.

Há muitas explicações para o fato de que os movimentos ritmados são melhores para a saúde do que os aleatórios ou inconstantes. De acordo com uma delas, a dança exerce um efeito maior nos níveis de PCR do que movimentos simples. Esse tema começou a ser pesquisado na década de 1980 e, desde então, já foram publicados muitos estudos sobre o assunto.

Uma das primeiras pesquisas nessa área (*International Journal of Sports Medicine*, abril de 1984) mediu os níveis de PCR de atletas de vários esportes para descobrir quais deles tinham as menores taxas. A conclusão foi que aqueles que se moviam com mais ritmo apresentavam níveis mais baixos de PCR. O melhor resultado foi o dos nadadores, pois a natação, com a movimentação alternada de braços e pernas, está entre as atividades físicas mais ritmadas. Em seguida, vieram os remadores, que também executam um exercício cadenciado – eles contam até com um voga para marcar o ritmo. No caso dos jogadores de futebol, apesar do esforço que realizam durante uma partida, os níveis de PCR não eram tão baixos, pois as corridas e os chutes nesse esporte envolvem muito menos ritmo do que os movimentos da natação e do remo.

A revisão de um grupo de estudos (*Psychiatry*, julho/agosto de 2004) mostrou os efeitos dos exercícios na ansiedade e na depressão. Os pesquisadores confirmaram os benefícios proporcionados ao humor pela prática de atividades físicas de intensidade baixa a moderada e descobriram que esses resultados eram mais acentuados nas pessoas que realizavam exercícios ritmados, como correr, nadar, pedalar e caminhar.

Também se constatou que, quando acompanhados de música, programas de fisioterapia e de reabilitação de pacientes com mal de Parkinson proporcionam resultados melhores do que a técnica usual (*Psychosomatic Medicine*, maio/junho de 2000). Os participantes submetidos à terapia musical também apresentaram níveis de felicidade mais elevados.

A associação de ritmo aos movimentos aumenta o grau de prazer e o envolvimento com as sessões de exercícios. Como a maioria das academias já constatou, animar as aulas de atividades aeróbicas com músicas de cadência bem marcada estimula a participação dos alunos e eleva os níveis de satisfação.

O aumento do uso e da popularidade dos iPod entre os praticantes de atividades físicas não causa surpresa. Quando transformado numa dança, um exercício-padrão e repetitivo se torna mais divertido, menos monótono e faz com que a pessoa se anime a executá-lo por mais tempo.

Nossos ritmos naturais

Existem muitas teorias sobre o que faz do ritmo um componente tão importante do movimento.

Nossos músculos funcionam em pares – um deles flexiona a articulação, enquanto o outro a estende. Por exemplo, os músculos da coxa (quadríceps) estendem o joelho, enquanto os tendões do jarrete o flexionam. A contração ritmada, alternando entre flexão e extensão, proporciona equilíbrio e fortalece os flexores e os extensores igualmente.

Os impulsos nervosos que regulam pares de grupos musculares têm origem em sinais no cérebro e são emitidos ao longo da medula espinhal. O movimento ritmado cria no cérebro e na medula espinhal um padrão que também é transmitido ao sistema imunológico – os mesmos neurotransmissores químicos liberados pelo cérebro e por terminações nervosas são percebidos pelo sistema imunológico. Quando o cérebro está dançando, esse sistema também está.

Embora a ciência ainda não saiba explicar exatamente por que esse vínculo entre cadência e exercício é tão importante, ele faz sentido. Veja a seguir os muitos ritmos intrínsecos ao corpo humano.

Como você já sabe, a respiração é sempre rítmica – quando estamos respirando bem, fazemos isso de forma cadenciada. Interrupções no ritmo respiratório, que costumam ser um péssimo sinal, ativam muito o sistema imunológico.

Considere ainda o ritmo mais evidente do corpo: os batimentos do coração. A perda do ritmo cardíaco normal também tem sido associada à ativação imunológica. Uma arritmia cardíaca comum é a fibrilação atrial. Quem desenvolve esse problema tem níveis elevados de PCR. Constatou-se também que essas taxas aumentam em casos de arritmias cardíacas mais graves e até fatais, como a fibrilação ventricular e a morte cardíaca súbita. Para a saúde imunológica, é vital que o coração mantenha sua batida regular.

Há outros ritmos corporais que se destacam menos, como o peristaltismo, durante o qual uma onda rítmica, que começa no estômago e acaba no cólon, alterna contração e relaxamento enquanto empurra a comida de cima para baixo. As ondas cerebrais também são rítmicas, assim como os biorritmos circadianos (ou diários), os ciclos menstruais e as contrações do útero durante o parto. Nossas glândulas segregam hormônios em padrões rítmicos, como é o caso da liberação cadenciada do hormônio do crescimento pela hipófise (pituitária) e da emissão gradual de melatonina pela glândula pineal. E, é claro, as relações sexuais são perfeitamente rítmicas por natureza.

O sistema imunológico tem seu próprio ritmo circadiano, e este parece estar associado ao ciclo de dormir e acordar.

Em muitos aspectos, a própria vida humana é constituída de ritmos, e é provável que o sistema imunológico responda a eles. Existe até um novo tipo de tratamento médico chamado cronoterapia, que adapta a administração de remédios ao ritmo circadiano. A observação dos ritmos biológicos produz um efeito notável nos resultados terapêuticos.

Os ataques de asma, por exemplo, tendem a ocorrer no início da manhã. Esse é geralmente o horário em que acaba o efeito do remédio para asma, sobretudo se a última dose tiver sido tomada na noite anterior. Por esse motivo, foram desenvolvidos novos medicamentos de liberação gradativa – eles são ingeridos à noite, mas só começam a fazer efeito quando são mais necessários, isto é, de manhã.

Um padrão semelhante ocorre com a pressão arterial, que apresenta picos logo cedo, por volta das 7h ou 8h – em geral antes que a pessoa tenha ingerido a primeira dose do remédio para hipertensão, o que a deixa desprotegida nesse período. Isso é uma das explicações para a maior ocorrência de ataques do coração no começo da manhã do que em outros momentos do dia. Também nesse caso, novos medicamentos de liberação gradativa podem ajudar a neutralizar o perigo.

A cronoterapia é usada ainda nos tratamentos de câncer com quimioterapia, que é direcionada sobretudo à divisão celular, matando rapidamente as células cancerígenas que se dividem. Muitos dos efeitos colaterais da quimioterapia ocorrem porque algumas células normais também são destruídas ao se dividir. Essas ocorrências indesejadas podem incluir danos às membranas mucosas (que revestem a boca, o esôfago, o trato intestinal, etc.) e às próprias células sanguíneas brancas, que se formam das células-tronco que se dividem na medula óssea.

A cronoterapia leva em consideração os períodos em que ocorre a divisão das células normais, e o tratamento quimioterápico é aplicado nas ocasiões em que esse processo está menos ativo. Esse método promove uma redução nos efeitos colaterais da quimioterapia por permitir que a dose da medicação seja aumentada e, assim, atue com mais eficácia na eliminação do alvo: as células cancerígenas.

Os cientistas estão aprendendo a usar novas informações sobre os ritmos naturais do corpo para tornar outras terapias mais eficazes, reduzir efeitos colaterais e combater, com mais precisão, germes e células nocivas. Quanto mais soubermos sobre os ritmos naturais do corpo, mais chances teremos de desenvolver tratamentos que atuem a favor do nosso organismo, e não contra ele.

A dança da vida

Embora as pesquisas sobre a importância do ritmo e da dança em nossa vida e em nossa saúde sejam novas, o conceito do ritmo como parte integral da vida é tão antigo quanto a história.

Na mais antiga de todas as religiões, o hinduísmo, a dança é considerada a origem do universo. Xiva – um dos deuses da trindade hinduísta juntamente com Brama e Vixnu – emana todo o universo através da sua dança cósmica.

A observação confirma a infinita variedade de ritmos no universo – o nascer e o pôr do sol, as mudanças das estações, a rotação dos planetas, o fluxo e o refluxo das marés, as fases crescente e minguante da Lua, o bater das asas de um pássaro, o zumbido de uma abelha e o movimento de sucção feito pelos bebês. No hinduísmo, acredita-se que a frequência e o ritmo desses sons têm poder de cura, como na vocalização do om e de muitos mantras de cura recitados nas religiões orientais.

A mitologia grega também é rica em ritmo e dança. Apolo, filho de Zeus e deus da medicina, era conhecido como o dançarino – uma conexão entre dança e saúde já estava sendo feita. Em Esparta, uma das mais poderosas cidades-estados da Grécia Antiga, as autoridades exigiam que os pais introduzissem os filhos na arte da dança a partir dos cinco anos de idade.

Acreditava-se que dançar era bom para o corpo e para a saúde em geral, assim como para a alma.

De volta à ciência moderna, as pesquisas têm mostrado que a música e o ritmo produzem efeitos terapêuticos concretos. Já foi comprovado também que ela reduz o estresse e a ansiedade. Isso foi constatado em muitos estudos sobre pacientes submetidos a cateterismo cardíaco, um exame desagradável em que um tubo longo, fino e flexível é inserido num vaso sanguíneo até chegar ao coração. Os níveis de ansiedade dessas pessoas caíam significativamente quando elas ouviam música durante o procedimento (*Clinical Research in Cardiology*, agosto de 2006).

A música pode até diminuir a dor. Em um estudo coreano, a terapia musical mostrou reduzir a dor causada por fraturas nas pernas. Da mesma forma, reduziu a agitação e a ansiedade em pacientes com mal de Alzheimer (*International Psycho-geriatrics*, abril de 2006).

Estudos revelaram também que o cérebro usa o ritmo para curar. Pesquisadores do Centro de Neurociência Helen Willis Center, da Universidade da Califórnia em Berkeley, relataram na *Science* (15 de setembro de 2006) que as liberações rítmicas de neurônios estimulam a cura e reparos no cérebro. Os ritmos teta são ondas cerebrais rítmicas lentas que, por razões ainda não compreendidas, têm uma participação importante na plasticidade, isto é, na recuperação das sinapses entre os nervos do cérebro.

A falta de sintonia com o ritmo do corpo costuma ser associada à ativação imunológica. Por exemplo, já falamos sobre as ocorrências de ativação imunológica quando a respiração está irregular. Do mesmo modo, constatamos esse quadro quando os batimentos cardíacos, os ciclos menstruais e até os hábitos intestinais estão inconstantes.

Por outro lado, os benefícios proporcionados pela associação de ritmo e movimento (ou de qualquer tipo de dança) parecem infindáveis. A dança beneficia tudo – do equilíbrio ao modo de andar e à densidade óssea nas pernas e nos quadris. Além de melhorar o humor, já mostrou ajudar na perda de peso, no condicionamento cardiovascular e na redução dos níveis de colesterol.

Talvez um dos fatores que tornem a associação de ritmo e movimento uma combinação poderosa seja o fato de que ela cria uma espécie de estado de transe.

Terapeutas de culturas diversas empregam a dança para induzir transes como parte de rituais de cura. No sul da Itália, a *pizzica tarantata* era uma dança terapêutica realizada em casos de mordida de tarântula. Muitos povos nativos norte-americanos, entre eles os índios apaches, sioux e *crees*, usavam danças medicinais como rituais de cura. A tribo *!kung* de caçadores-coletores que vive no deserto do Calaári, na África, pratica a "dança da girafa" como arte de cura. Os dançarinos e os cantores vão intensificando seus movimentos como se estivessem em transe até que os curandeiros atinjam um estado alterado de consciência em que direcionam sua energia para a cura da doença da comunidade.

O tai chi chuan, arte marcial chinesa cuja origem remonta há mais de oito séculos, ainda é intensamente usado como método de cura. Acredita-se que por meio de seus movimentos, que lembram uma dança e induzem o transe, o tai chi cria um estado meditativo que restaura os ritmos naturais e o equilíbrio da mente e do corpo.

O estado hipnótico que se tenta alcançar por meio de antigos rituais de dança tem duas características básicas. Uma delas é permitir que o praticante se dissocie do ambiente físico – ele não é distraído por acontecimentos externos. A outra é mantê-lo concentrado em apenas uma coisa – por exemplo, a execução do tai chi, que combina movimento e respiração.

O estado de transe pode ser alcançado de várias formas – uma delas é executar uma ação repetitiva e rítmica, como observar o balançar de um pêndulo, repetir determinada frase muitas vezes ou contar números de maneira cadenciada. Podemos notar esse processo em círculos de bateristas, num estilo de dança frenético e até agressivo que os jovens às vezes exibem diante de um palco e até na prática de esportes como o tênis.

Na maior parte dos casos, quando alguém está começando a aprender a jogar tênis, sua mente fica abarrotada de detalhes sobre o que deve fazer: prestar atenção na bola, girar o corpo, levar a raquete para trás, volear corretamente, etc. No entanto, quando se pergunta aos tenistas profissionais no que eles pensam no momento em que fazem uma grande jogada, eles costumam responder que não pensam em nada – ficam numa espécie de transe, desligados do ambiente, alheios à multidão e absortos até o último ponto ou o seguinte. Estão integrados àquele instante.

Da mesma maneira, alguns tipos de meditação induzem um estado hipnótico para evitar distrações. Esse estado meditativo produz diversos benefícios para a saúde, da diminuição da pressão arterial à redução da ansiedade.

Ritmo e movimento

Combinando movimento com ritmo, obtemos o duplo benefício do exercício e do estado meditativo – além de baixarmos os níveis de PCR.

Essa simples combinação cria novas oportunidades para a dança que vão além dos salões. Podemos dançar simplesmente caminhando na rua. Jogando tênis. Correndo, remando ou pedalando. Qualquer atividade regular que combine ritmo e movimento ajuda a reduzir a ativação imunológica e, no processo, a velocidade do envelhecimento.

Agora vamos considerar um inconveniente muito comum: a dor nas costas. Costumávamos acreditar que, no caso desse problema, fosse ele causado por tensão ou por trauma, a melhor indicação era sempre o repouso absoluto – nenhuma atividade, nenhum movimento. Mas isso parecia não dar resultado, pois a dor persistia e os pacientes acabavam tomando analgésicos numa quantidade cada vez maior sem encontrar alívio. Em alguns casos, eram submetidos a cirurgias. Muitas vezes, a primeira operação não surtia efeito e, então, mais uma ou duas eram realizadas.

Agora sabemos que a prescrição de repouso nem sempre é uma boa orientação. Em alguns casos, o médico pode considerar a dança da caminhada um procedimento mais indicado. No início, essa atividade pode ser difícil para quem está sentindo dor, o que limita sua mobilidade. Mas, com a continuidade do movimento, o corpo "se solta". O nível de ativação imunológica cai e logo a dor diminui.

Quando se trata de maneiras de dançar, qualquer atividade que combine movimento com ritmo é boa. Veja a seguir sugestões de exercícios desse tipo. Além de serem divertidos, quanto mais você os fizer, mais longa e saudável será sua vida.

ENTRE EM AÇÃO: DANCE

Para os iniciantes

1. Caminhada leve. Se você está iniciando um programa de condicionamento físico, comece com a dança da caminhada. Tente adquirir um ritmo andando num passo regular por uma distância fixa. Marque o tempo e use um diário para acompanhar seu progresso.

Dependendo da sua condição física ao começar, estabeleça uma meta que você saiba que poderá cumprir. Planeje um itinerário por seu bairro ou um número de voltas em torno de uma praça ou de um shopping.

A meta usual é ser capaz de dar 10 mil passos (ou andar cerca de 6km) por dia. Um podômetro é muito útil, pois permite avaliar o progresso com facilidade. Há modelos que funcionam dentro do bolso ou da bolsa, presos ao cinto ou em volta do pescoço. Muitos desses aparelhos têm também a função de memória, de modo que você pode verificar o número de passos diários nas últimas sete caminhadas.

Lembre-se de que é importante tentar imprimir uma cadência a seus passos. Não ande de forma desatenta. Suas pernas, seus braços – todo o seu corpo – têm que estar envolvidos na manutenção desse padrão. O ato de caminhar deve *parecer* uma dança. Quando tiver estabelecido um ritmo, é provável que você se veja cantando ou cantarolando ou, pelo menos, mantendo os movimentos em sintonia com uma estrofe ou um compasso na sua mente.

Pense nos ritmos que o sargento ensina aos recrutas para ajudá-los a marchar de forma sincronizada. Você também pode criar uma canção que o mantenha no ritmo enquanto estiver caminhando, ainda que a cante apenas mentalmente.

Outro aspecto importante é estabelecer uma rotina regular de caminhada – quanto mais depressa você a tornar um hábito, maior será a probabilidade de que continue a se exercitar. Talvez você possa se dedicar a essa atividade no início da manhã, quando há menos barulho e agitação nas ruas. Isso fixará um ótimo tom para o dia.

Lembre-se de usar tênis confortáveis e apropriados. Evite outros tipos de calçado. Se você tiver problemas como pé chato, fraqueza no tornozelo ou joanete, consulte um ortopedista para orientá-lo sobre a melhor maneira de lidar com a questão. Nem todos os tênis para caminhada servem para todos os pés. O especialista pode lhe dar prescrições para uma palmilha ou calçado ortopédico sob medida.

Muitas pessoas preferem caminhar numa esteira ergométrica em casa, no escritório ou na academia a andar ao ar livre, e não há nada de errado nisso. A esteira é acolchoada e, portanto, o impacto nos pés e nas pernas não é tão intenso quanto o provocado pelo chão duro de uma calçada ou rua.

2. Opções de baixo impacto. Caminhar nem sempre é a melhor opção de dança. Se você tem artrite, problema nos joelhos ou não pode realizar esse exercício por outro motivo, procure algo diferente. A boa notícia é que há muitas alternativas para iniciantes.

Nadar é uma excelente opção – além de ser uma ótima forma de exercício, é rítmica por natureza. Como não envolve impacto nem esforço para sustentar o próprio peso, é ideal para quem tem problemas nas articulações. Se você não sabe ou não quer nadar, experimente a hidroginástica. A maioria das academias que têm piscina oferece essa modalidade, inclusive ao som de músicas animadas.

Tente estabelecer uma rotina que você possa seguir com regularidade, como um tempo e/ou número de voltas determinado. Ou um período fixo para realizar atividades físicas na água. Mantenha um registro dos exercícios para monitorar seu progresso.

Com o passar do tempo, você notará que consegue fazer mais com menos esforço. À medida que for progredindo, procure aumentar a duração ou a intensidade dos exercícios para nadar mais em menos tempo ou treinar por mais tempo.

Se você não tem acesso a piscinas, um meio de realizar exercícios rítmicos e de baixo impacto é usando aparelhos como o transport, o elíptico e simuladores de remo ou de caminhada. Esses equipamentos não forçam os joelhos, os pés nem os tornozelos. Alguns deles permitem exercitar os braços e a parte superior do corpo, enquanto outros estimulam a atividade cardiovascular trabalhando apenas os membros inferiores.

3. Aeróbica básica. A ginástica aeróbica é outro bom exercício para iniciantes. Você pode praticar essa modalidade na academia ou em casa assistindo a aulas pela televisão ou em DVD. Um aspecto positivo de se exercitar em casa é que você pode fazer isso no seu próprio ritmo (embora, na aula, a presença do grupo seja motivadora).

Mais uma vez, tente estabelecer um ritmo e uma rotina. Estipule um horário e uma duração para seu treino de modo que ele se torne um hábito. Aumente progressivamente o tempo e a intensidade dos exercícios.

4. Dança básica. Não se esqueça de praticar um tipo qualquer de dança. A dança de salão, por exemplo, proporciona ritmo e movimento. Além disso, exige coordenação e comunicação não vocalizada com o parceiro. E, como você precisará se manter concentrado no que está fazendo para não tropeçar nem ficar para trás, ela é também uma forma de meditação em movimento. Experimente. Você vai gostar.

Para quem está no nível intermediário

1. Ciclismo. Naturalmente rítmico e cadenciado, o ato de pedalar é uma excelente maneira de acrescentar dança ao seu programa. Escolha o modelo de bicicleta que mais lhe agrade, há vários disponíveis – *mountain*, de passeio, para corrida em asfalto, de dois assentos, etc. Se não for possível se exercitar ao ar livre, opte pelas bicicletas ergométricas – tanto as horizontais quanto as verticais são eficazes.

Se for praticar ao ar livre, faça isso numa ciclovia, pois pedalar ao lado de carros pode ser perigoso. Use sempre um capacete, assim como outros acessórios de proteção, entre os quais luvas e bermudas acolchoadas. Caso não encontre um local seguro nem um bom equipamento, opte pela bicicleta ergométrica.

2. Remo. Essa é uma das mais rítmicas e saudáveis modalidades de exercício. Como você viu, os exames mostram que os remadores estão entre os atletas que têm os níveis mais baixos de PCR. Assim como o ciclismo, o remo é um esporte flexível. Ele pode ser praticado ao ar livre num barco ou num ambiente fechado num simulador de remo – ambas as alternativas são válidas. Para adquirir bons hábitos, recorra a um treinador experiente que possa lhe ensinar a técnica correta. Use música ou até um metrônomo para manter o ritmo.

3. Corrida. Para aqueles que têm joelhos saudáveis, correr é uma ótima forma de exercício rítmico porque proporciona a oportunidade de conhecer lugares novos, belas paisagens e manter a mente num estado tranquilo de concentração. Pode ser feito em quase todos os lugares e não exige muito em termos de equipamentos especiais. Você pode acompanhar seu progresso usando um tipo de aparelho que meça velocidade e distância.

4. Corda. Pular corda é outra excelente modalidade de atividade aeróbica e rítmica. Seu potencial é reconhecido há tempos, tanto que é usada no treinamento de todos os tipos de atletas – de boxeadores a ginastas. É um exercício divertido, requer concentração e é naturalmente rítmico.

Além de poder ser praticada em quase todos os lugares, essa atividade não exige equipamentos caros. Se você precisar de ajuda para começar, recorra a seus filhos, parentes ou amigos. De forma impressionante, apesar de toda a tecnologia que nos cerca, esse exercício simples se manteve em voga ao longo do tempo – ele requer apenas uma corda, música e um pouco de energia.

5. Dança moderna e hip-hop (ou qualquer estilo de *street dance*). Todos esses tipos de dança aeróbica fervilham com ritmo e podem melhorar sua forma física e deixá-lo feliz. Faça um curso, aprenda os passos assistindo a um DVD ou junte-se a um grupo.

Para quem está no nível avançado

1. Esportes competitivos. Alguns esportes, como o tênis, o squash, o vôlei, a corrida e a ginástica (em todas as suas modalidades), requerem um alto nível de condicionamento físico e coordenação. Portanto, não são indicados para quem está iniciando um programa de exercícios. No entanto, se você estiver razoavelmente em forma, eles o farão passar para o nível avançado, pois sua prática requer força, resistência, agilidade e equilíbrio. Combinadas com ritmo, essas características proporcionam benefícios à saúde, além de divertimento e satisfação pessoal. Encontre um treinador ou um parceiro que possa orientá-lo na conquista de suas metas.

2. Artes marciais. As artes marciais surgiram de uma tradição secular que combina movimento e ritmo. Entre outras modalidades, abrangem o caratê, o tae kwon do, o jiu-jítsu e o tai chi chuan simples. As artes marciais dão ênfase à conexão mente e corpo e exigem concentração no movimento.

Um dos meus filhos luta caratê de Okinawa. A concentração, o equilíbrio, o foco e o movimento rítmico que aprendeu ainda muito jovem foram úteis em suas outras atividades de adolescente. Assim como aconteceu com ele, você poderá aplicar os fundamentos dessa atividade a quase todos os esportes que envolvem movimento e ritmo.

Praticar uma arte marcial não significa necessariamente lutar ou se defender. O tai chi é uma meditação em movimento consciente que teve origem nas antigas artes marciais chinesas. Seu propósito é promover a paz interior e a saúde. As culturas orientais há muito reconheceram a conexão entre um corpo vigoroso e uma mente calma e forte.

3. Trekking. Embora o trekking possa ser uma atividade extenuante, sobretudo em terreno acidentado, existem poucos exercícios rítmicos tão recompensadores. A serenidade de ambientes não poluídos e a sensação de conquista quando chegamos a lugares distantes e belos pode ser um dos grandes prazeres da vida. Em geral, não podemos fazer esse tipo de caminhada todos os dias, mas as ocasionais valem a pena.

Manter-se em forma para percorrer trilhas de alto grau de dificuldade exige um programa de treinamento regular. Não se esqueça de calçar tênis apropriados. Recomendo também o uso de um bastão específico para esse esporte – esse acessório ajuda a evitar quedas e ferimentos e a condicionar a parte superior do corpo durante o exercício.

4. Treinamento intervalado. Uma das mais intensas e ao mesmo tempo mais recompensadoras formas de atividade física, o treinamento intervalado envolve a alternância de períodos de exercícios muito vigorosos com outros de ritmo moderado. Ao elevar o esforço a níveis quase máximos por breves momentos e intercalá-lo com o ritmo moderado a que está habituado, você vai melhorar de forma significativa seu condicionamento geral e sua saúde.

Esse tipo de treino só é recomendado para quem está em boa forma física. Se você tem preocupações ou dúvidas, consulte seu médico. Além disso, exercite-se com um professor de educação física que possa lhe fornecer orientações personalizadas.

5. Estilos de dança vigorosos. O samba, o frevo, a salsa, o jazz e o balé estão entre os mais divertidos gêneros de dança, mas são também os que exigem um esforço maior. Em quase todas as cidades, há cursos dessas modalidades, e praticá-las é uma excelente maneira de permanecer em forma. Mesmo que você esteja com um bom condicionamento físico, não se surpreenda se uma hora de frevo o deixar suado e exausto, pois você também se sentirá ótimo.

É evidente que essa lista de exercícios de dança não está completa, porém ela serve para mostrar que existem muitas opções nessa área. Além disso, permitirá que você saiba o que deve ter em mente quando quiser desacelerar seu processo de envelhecimento e desativar seu sistema imunológico combinando ritmo e movimento.

Se preferir, crie um programa de exercícios que seja ideal para você. Por exemplo, uma das minhas pacientes liga o aparelho de som e pula em sua minicama elástica seguindo o ritmo da música. E outro paciente adora fazer polichinelos ao som da *disco music* dos anos 1970. Isso faz com que ele, seu coração e seu sistema imunológico fiquem felizes. Quem poderia pedir mais?

PASSO CINCO

Ame

~

Sempre que começo a falar sobre respiração, alimentação e sono, vejo que esses assuntos despertam um interesse imediato. Acontece que, quando me refiro ao amor, parece que causo certo constrangimento em algumas pessoas. Elas me olham como se quisessem me fazer aquela pergunta da canção de Tina Turner chamada "What's Love Got to do With It?" (O que o amor tem a ver com isso?)

A resposta é: quando estamos conversando a respeito de saúde, o amor tem muito a ver com ela. Portanto, se, por algum motivo, o assunto amor faz com que você se sinta incomodado, reflita por um momento. Esse é um tópico desconfortável ou doloroso para você? Já perdeu um ente querido ou não tem mais o sentimento de ser amado? Não leva em conta o poder do amor? Está nutrindo sentimentos de raiva, preocupação ou desespero? Anda com pouca autoestima?

Se você se sente dessa maneira, o mesmo está acontecendo com seu sistema imunológico, e essa dor pode estar acabando com sua saúde. Seu sistema imunológico sente aquilo que você sente. Por isso, caso você esteja vivenciando sentimentos tranquilizadores e acalentadores, ele sabe e responde da mesma maneira.

Quando menciono a palavra "amor", não estou me referindo necessariamente a um relacionamento romântico. Amar é uma sensação vasta e ilimitada, e o amor é o assunto sobre o qual mais falamos e escrevemos. E também é aquele que mais nos preocupa. Ele pode ser manifestado de diversas maneiras.

Às vezes, amar significa sentir amor pela natureza. Pode ser também um sentimento de interação com o mundo. Ou corresponder àquela deliciosa e vaga sensação que temos quando fazemos algo tão simples quanto apreciar o calor das cobertas numa manhã fria. Mas pode ainda representar aquelas sensações mais complicadas que se instalam no início de um relacionamento.

O amor é belo e universal. Amar é sentir um profundo sentimento de estima, compreensão, solidariedade, afeto e empatia. Amar é dar valor a uma relação, seja ela com um parceiro, com um filho, com os pais, com um amigo, com uma comunidade ou com o próprio planeta.

O amor é o antídoto para o ódio, a raiva, o medo e a tristeza. É difícil vivenciar emoções desse tipo quando estamos sentindo amor. Mas, quando temos emoções negativas, nosso corpo as sente também. O sistema imunológico está especialmente sintonizado com nosso estado emocional. Por isso, tanto as emoções negativas quanto as positivas desempenham um papel importante em nosso estado de saúde. Como você viu, pesquisas científicas confirmam a relação entre emoções negativas, doenças e envelhecimento acelerado.

As pessoas felizes e amorosas tendem a ser mais saudáveis. É óbvio que há vários desafios a esse tipo de pesquisa, afinal pode ser que esses indivíduos sejam mais felizes *porque* têm saúde. Acontece que, numa revisão de estudos realizados nos últimos 10 anos, pesquisadores da Universidade Carnegie Mellon revelaram que sentimentos como o amor estão fortemente associados tanto à saúde quanto à longevidade (*Psychological Bulletin*, 12 de dezembro de 2004).

A aceitação

Um dos mais importantes aspectos da saúde emocional é a aceitação – confiar no mundo e aceitar o lugar que ocupamos nele.

Isso não é algo fácil de fazer. São muitas as coisas que podem nos aborrecer – de acontecimentos internacionais a problemas com amigos e familiares. Entretanto, conseguir atuar no dia a dia sem deixar que as notícias ruins, os eventos mundiais e a política nos causem infelicidade é importante para a saúde.

Embora algumas pessoas reajam a uma situação difícil com raiva ou ansiedade, outras são capazes de responder ao mesmo episódio de maneira diferente, aceitando o fato como apenas mais um dos desafios da vida.

No que se refere à saúde, aprender a aceitar é muito importante. Durante meu treinamento na área de oncologia, trabalhei com um professor que tinha uma fantástica habilidade para antecipar quais pacientes enfrentariam o tratamento de câncer com facilidade e quais sentiriam mais dificuldade nesse processo.

Quando lhe perguntei como ele conseguia antever isso, o professor me disse que estudava as reações das pessoas. Os pacientes propensos a esmiuçar os detalhes da terapia e a analisar todas as possíveis causas de cada um de seus sintomas exagerariam os efeitos colaterais do tratamento. Aqueles que aceitavam o diagnóstico com mais tranquilidade pareciam enfrentar a situação sem problemas. Isso nem sempre significava resultados melhores a longo prazo, mas era um indicador de como suportariam a terapia.

Outra parte do enigma da aceitação e do amor pode ser definida como paz interior. Essa atitude talvez tenha origem na fé, num sistema de crença espiritual ou num alto grau de autoconhecimento. Suas fontes são poucas, contudo suas recompensas são muitas.

As pessoas que possuem esse tipo de paz descobrem que são mais capazes de lidar com o estresse do que aquelas que não têm. Estudos já revelaram, por exemplo, que um sistema de crença pessoal ajuda a reduzir os efeitos colaterais da terapia da radiação no tratamento do câncer (*Strahlentherapie und Onkologie*, maio de 2006).

Resultados interessantes surgiram também num estudo sobre artrite reumatoide, uma doença autoimune. Os pacientes que se sentiam amados por saberem que havia alguém rezando por eles mostraram uma significativa melhora da doença durante o período de acompanhamento, que foi de um ano. Contudo, esse efeito benéfico só ocorreu nos casos em que a pessoa que rezava se mantinha junto do paciente durante a oração. As preces a distância (ou de intercessão) não pareceram produzir nenhum resultado positivo. Figurativamente falando, o sistema imunológico precisa sentir o amor de forma direta (*Southern Medical Journal*, dezembro de 2000).

Amar a natureza

O apreço pelas maravilhas da natureza e pelas impressionantes ligações entre todos os aspectos do mundo talvez seja um dos mais extraordinários tipos de amor.

Às vezes, temos a sensação de que a diversidade da vida se parece com a mais intricada das fugas musicais. Assim como Johann Sebastian Bach, que modificou um único tema de 100 maneiras para produzir uma surpreendente composição musical, a vida também faz isso. Vemos um tema e, em seguida, uma série de variações dele. Batemos o olho numa rolinha e depois percebemos que existem diversas espécies desse passarinho, cada uma delas com diferenças no bico, na asa, no trinado e no modo de construir o ninho.

Esse mesmo padrão se repete em todas as espécies de vida existentes no planeta. Nosso mundo é incrível e complexo, impressionante e bonito. Como alguém pode não ter amor pela natureza? Quando o sentimos, dizemos para o sistema imunológico que tudo está ótimo – que ele pode ficar tranquilo, calmo e saudável.

O amor entre as pessoas

Se o apreço pela natureza não é sua forma de amor favorita, talvez o afeto por outra pessoa seja.

Num filme de 1971 com Charlton Heston, *A última esperança sobre a Terra*, a trama se desenrola depois que a população mundial é dizimada durante uma intensa guerra biológica. Por ter recebido uma vacina experimental, o personagem de Heston, o homem Ômega, parece ser o último sobrevivente da raça humana. Durante um tempo, ele curte estar sozinho, dirigir carros diferentes, assistir a filmes e comer qualquer coisa que queira. Mas o que ele descobre – quando não está combatendo zumbis e outras assombrações pós-apocalípticas – é que deseja a companhia de outra pessoa com quem possa compartilhar sua existência. Qual é a graça de uma vida longa e solitária?

Existem muitas maneiras de sentir amor quando estamos com outra pessoa. Talvez a vejamos sorrindo para nós. Podemos nos lembrar de diversas maneiras pelas quais ela demonstra que nos ama, seja por meio de um beijo, de um toque ou de um olhar de despedida.

O amor entre pessoas cura. Quem ama vive mais. Em dezembro de 2004, o CDA fez uma pesquisa com mais de 120 mil adultos e constatou que os indivíduos casados tendem a ser mais saudáveis do que os solteiros, pois tendem a fumar e beber menos e não são tão sedentários. Isso não se aplica a todos os casados (afinal, nem sempre há amor num casamento), mas, entre aqueles que têm um parceiro, há uma inequívoca propensão para a saúde, a longevidade e a adoção de padrões de comportamento que envolvem cuidados pessoais.

Um estudo com 490 mulheres realizado por Linda Gallo, Ph.D. (*Health Psychology*, setembro de 2003) mostrou que as participantes que estavam em relacionamentos satisfatórios (casadas ou não) apresentavam níveis mais baixos de pressão arterial, de colesterol e de índice de massa corporal (IMC) do que aquelas que não estavam.

Por outro lado, as pessoas que sofreram nos relacionamentos sentiram mais do que uma mera dor emocional. A ciência médica já provou a existência da tristeza causada pela desilusão amorosa – o termo é "cardiomiopatia do estresse". Em um estudo (*New England Journal of Medicine*, fevereiro de 2005), uma disfunção cardíaca grave foi observada em 19 pacientes que tinham sentido estresse emocional repentino, ou desilusão amorosa. Os sintomas incluíam dor no tórax, sinais semelhantes aos de um ataque cardíaco vistos em eletrocardiogramas (ECG), falta de ar e até falência cardíaca.

O interessante é que as biópsias mostravam que era o próprio sistema imunológico dos pacientes que estava atacando o coração – macrófagos (PMs) tinham se infiltrado no músculo cardíaco causando uma terrível destruição. Descobriu-se que esses danos eram reversíveis – com o passar do tempo, o sistema imunológico recuava e a função cardíaca voltava ao normal.

Constatou-se também que estar num bom relacionamento protege o coração. Em um estudo com 393 voluntárias do Health Women Study, uma relação satisfatória parecia proteger as mulheres da doença da artéria coronária (*Psychosomatic Medicine*, novembro/dezembro de 2003).

Ter vida social melhora a saúde e a longevidade, enquanto o isolamento aumenta a mortalidade. Um estudo com 2.575 adultos com mais de 65 anos (*Epidemiology*, setembro de 1997) revelou que, no grupo de pessoas que haviam tido poucos contatos sociais durante um período de três anos, o índice de óbitos era mais alto do que entre aquelas que tinham vida social mais intensa. Os participantes que aumentaram o número de contatos sociais apresentaram melhora na taxa de sobrevivência e diminuição na de mortalidade, que passou a ser comparável à das pessoas altamente sociáveis.

Uma das minhas pacientes, Márcia, é um exemplo perfeito dos impactos que o amor provoca na saúde. Ela luta contra o excesso de peso, a hipertensão, o colesterol alto e a pouca autoestima. Todos esses indicadores acompanham de maneira precisa e previsível sua vida amorosa.

Solteira, com mais de 40 anos, é ela quem cuida dos pais. Praticamente sacrificou sua vida para se dedicar a essa tarefa. Seu trabalho, sua casa e seus relacionamentos ficaram em segundo plano. A consequência disso é que ela sempre lutou para manter relações amorosas duradouras.

Ao longo dos anos, Márcia teve muitos relacionamentos, mas eles não vão em frente. No entanto, nas semanas iniciais do romance, à medida que ela vai se apaixonando, os sinais físicos são impressionantes. A perda de peso é imediata – os quilos parecem derreter. Quando ela entra no meu consultório, percebo que seu humor está mais leve – Márcia sorri e brinca. Sua pressão arterial fica mais baixa do que o habitual e seu exame de sangue também apresenta resultados melhores – índices mais reduzidos de colesterol, triglicerídeos e PCR. Seu sistema imunológico adora quando ela está apaixonada.

Entretanto, quando o relacionamento acaba, seus problemas de saúde retornam.

Não se esqueça de amar a si mesmo

Existe mais um conceito sobre o amor: todos nós precisamos amar a nós mesmos. A questão é que essa forma de amor costuma ser a mais difícil de encontrar. Muitas pessoas acreditam que não merecem ser amadas – nem pelos outros nem por si próprias.

Se esse for o seu caso, acabe com isso já. Embora a autocrítica seja algo fácil de fazer, lembre-se de que todos nós enfrentamos os mesmos desafios e fraquezas. Ser humano significa ser imperfeito. Temos também muitas emoções e desejos em comum: queremos ser felizes, ser amados e amar os outros. Depois que você perceber que estamos todos no mesmo barco, será mais fácil sentir compaixão pelas pessoas e por si próprio.

Se todas as pessoas percebessem que ter consideração por si mesmas ajuda a melhorar sua saúde, talvez se sentissem mais motivadas a se esforçar mais para serem seus melhores e mais carinhosos amigos.

Quanto amor pode caber num dia?

Há quem passe uma tarde, uma semana ou um mês sem sentir amor. Mas a presença desse sentimento em nossa vida deveria ser um acontecimento diário.

Muitas pessoas acordam de manhã, pegam a xícara de café e começam a responder a e-mails e a ler o jornal. Depois saem às pressas para o trabalho, caem em engarrafamentos, voam para o escritório, lidam com todos os tipos de problemas, engolem um almoço de negócios, ficam presas em reuniões, correm para casa, comem um jantar rápido, respondem a mais e-mails, assistem ao jornal da televisão e, por fim, desabam na cama.

E onde ficou o amor em tudo isso?

Apesar de tudo o que sabemos sobre o amor e de quanto ele nos faz bem, a sociedade não o valoriza à altura. Estou convencido de que as pessoas se beneficiariam muito mais se dessem mais importância a outras coisas que não o dinheiro. Não seria maravilhoso se, em vez de pensarmos sobre o patrimônio de uma pessoa, priorizássemos, digamos, o valor da sua compaixão?

No Butão, um pequeno país asiático, a prioridade do governo não é o produto interno bruto, e sim aquilo que chama de felicidade interna bruta (FIB). Essa é a moeda corrente ali – a felicidade. Para os butaneses, ela é mais importante do que o dinheiro.

Esse é um dos motivos que fazem com que o Butão só permita a entrada de um número limitado de turistas no país. Seus governantes não querem que o povo seja influenciado pelo modo de pensar ocidental.

Não surpreende que as principais causas de mortes no Butão não sejam nenhuma das doenças que vemos com tanta frequência em países ocidentais, como câncer, cardiopatias e o mal de Alzheimer. Lá, as mortes são causadas por doenças bacterianas e viróticas, como malária e infecções do trato respiratório, da pele e parasitárias. Assim como os Estados Unidos de 100 anos atrás, o Butão ainda precisa se beneficiar dos avanços contra infecções.

Imagine como a combinação de técnicas modernas no tratamento das infecções com a atitude local em relação à felicidade poderia afetar a longevidade e o envelhecimento da população desse país. Você se lembra do filme *Horizonte perdido* e de sua terra mística Shangri-La, onde as pessoas viviam saudáveis para sempre? Ele foi produzido perto do Butão, nas montanhas do Himalaia. Talvez o criador da história soubesse alguma coisa que ignoramos.

Na minha prática médica, o amor é um dos "remédios" que receito com mais frequência. Muitas vezes, os pacientes têm coisas de mais – dinheiro, liberdade, bons empregos, casas bonitas –, entretanto não possuem o bem mais importante: o amor. Por causa disso, é comum se sentirem ansiosos, tristes ou até raivosos.

A minha receita para você é a vitamina amor. Tudo bem, encontrar o tipo de amor que você mais deseja não é tão simples assim. É por isso que indico exercícios fáceis que podem ajudar os pacientes (e você) a descobrir o amor – em quase todos os lugares e em qualquer ocasião. Lembre-se: você não precisa de um relacionamento romântico – existem possibilidades ocultas para o amor em todas as situações. Talvez você curta uma caminhada num parque numa manhã de primavera, um passeio de bicicleta próximo ao mar ou um cafezinho com um bom amigo.

O objetivo deste capítulo não é transformar você em uma pessoa amorosa em 10 minutos. Isso às vezes exige anos de esforço. Em todo caso, sempre podemos melhorar nossas habilidades nesse sentido. Temos condições de descobrir o amor que mantínhamos escondido dentro de nós. Na pior das hipóteses, podemos deixar de ser indivíduos que não sentem nenhum amor para sermos pessoas que amam pelo menos um pouco.

ENTRE EM AÇÃO: AME

Será que você precisa aprender a amar? Duvido. Cada um de nós chega a este planeta trazendo o amor dentro de si como uma qualidade-padrão. Acontece que, por diversas razões, às vezes nos esquecemos desse sentimento, escolhemos deixá-lo de lado ou perdemos a prática de amar.

Assim como a respiração, o amor costuma ser negligenciado, negado ou pouco valorizado como um poderoso agente para a saúde e a cura. Talvez você tenha desistido desse sentimento, tenha se magoado por causa dele ou o tenha em sua vida, mas não o transmita, fortaleça nem dissemine.

Ainda que o amor tenha se atrofiado, ele pode ser restaurado e reconstruído, basta que você deseje recuperá-lo. Os exercícios e as técnicas que mostrarei a seguir podem ajudá-lo a se lembrar de como amar e fortalecer o amor que você já possui. Com a prática e a atenção consciente, você melhorará e terá uma sensação de amor mais forte e com a qual será mais fácil se envolver. Afinal, para podermos ser bons em alguma coisa, precisamos treinar muito.

O importante é fazer alguma coisa. Leia este capítulo e vá em frente. Entre em ação agora.

1. Pense na possibilidade de fazer uma terapia. Se você está se sentindo privado de amor, a psicoterapia é uma forma de resgatar esse sentimento. Recomendo a terapia cognitivo-comportamental, um modelo que prezo porque age em questões psicológicas e interpessoais específicas. Ela contribui para que as pessoas comecem a vivenciar o amor.

O termo "cognitivo" se refere a pensamento – esse tipo de terapia nos ajuda a mudar nosso modo de pensar. Por exemplo, muitas pessoas têm pensamentos negativos recorrentes que bloqueiam sua capacidade de vivenciar o amor. Às vezes passam por sua mente conceitos como: "Sou uma pessoa má", "O mundo é horrível" ou "Sempre levo a culpa". Esses pensamentos são generalizações inexatas que neutralizam a capacidade de ter experiências com o amor.

A terapia cognitivo-comportamental faz com que as pessoas analisem e desconstruam esses pensamentos desaprovadores e, dessa forma, mudem sua maneira de ver a própria vida. Quando saem de um padrão de pensamento negativo e adotam um modelo mais acurado e positivo, elas permitem que o amor entre em seus pensamentos.

Esse é o começo do processo. Com a prática, quase todo mundo consegue aprender a mudar seu modo de pensar para admitir e até incentivar o amor e a compaixão.

Existem muitas soluções terapêuticas excelentes – da terapia psiquiátrica freudiana clássica à terapia do grito primal. Qualquer que seja sua escolha, comece agora.

2. Não se cale. Diga a uma pessoa que você a ama. No dia a dia, costumamos nos esquecer de que as pessoas não conseguem ler o que se passa na nossa cabeça. Se você não disser como está se sentindo, ninguém poderá saber. Todos nós precisamos nos expressar, deixar que os outros fiquem a par do que está acontecendo em nosso coração.

Além disso, quando dizemos a alguém "Amo você", quase sempre recebemos uma manifestação de amor de volta. O intercâmbio de "Amo você" com

"Amo você também" pode ser mais benéfico para a saúde do que qualquer remédio ou suplemento alimentar.

3. Arranje um animal de estimação. Um grande número de pesquisas já mostrou que ter um animal de estimação proporciona excelentes benefícios à saúde. Quem possui um bichinho de estimação costuma ser mais bem-humorado, apresenta menos doenças cardíacas e tem níveis de colesterol e de pressão arterial mais baixos. Além disso, seu sistema imunológico funciona melhor, para citar apenas alguns benefícios. Ter um animal de estimação, sobretudo na infância, parece reduzir também o risco de alergias e asma.

4. Tenha um diário do amor. Muitas vezes vivenciamos momentos de amor sem comentá-los e, em alguns casos, até sem percebê-los. Algumas pessoas têm diários, porém tendem a escrever neles apenas quando as coisas não estão indo bem. Um dos meus pacientes diz que quase todos os textos de sua longa série de diários começam com "No momento em eu que achava que as coisas não podiam piorar...".

Como ou onde você faz isso é irrelevante – tanto faz se prefere escrever à mão ou digitar num teclado de computador. O importante é registrar todas as "ocorrências de amor" que cruzem seu caminho. E isso pode ser qualquer coisa – palavras gentis ditas pelo parceiro, o ronronar de um gato, um elogio feito por um estranho – e até um instante apenas seu quando, ao olhar para um jardim, você notou sua extraordinária beleza.

O registro desses momentos pode lhe servir de apoio quando você estiver se sentindo triste. Depois de anotá-los, talvez você perceba que eles ocorrem com mais frequência do que parecia.

5. Lembretes de amor. Você gruda um lembrete na geladeira para não se esquecer de uma consulta médica ou de alguma coisa que precisa comprar no supermercado. Pense em fazer algo do gênero em relação ao amor. Envie a si mesmo um bilhete de amor todos os dias. Quando ligo meu computador de manhã, não quero ler notícias. Saber o que está acontecendo no mundo é importante, mas não seria maravilhoso se alguém me enviasse uma mensagem de amor primeiro?

Programe seu computador para exibir uma série de suas fotografias favoritas que o façam se lembrar de momentos de amor. Envie periodicamente aos seus entes queridos um e-mail lhes dizendo quanto os ama e peça que lhe respondam, pois assim você manterá o amor fluindo. Programe lembretes em sua agenda para se recordar de que você é amado e para compartilhar o amor com alguém. Essas mensagens podem ser diárias, semanais ou mensais.

6. Leia um livro. Um livro pode ser quase qualquer coisa que você queira que ele seja: uma aventura emocionante, um instigante mistério ou uma arrebatadora viagem intelectual. Quando se trata de amor, a leitura pode proporcionar uma ótima maneira de aprender a cultivá-lo.

Gosto de livros com mensagens afetivas e inspiradoras, em especial aqueles que têm textos curtos e conceitos fáceis de compreender. Talvez haja um parágrafo, uma frase ou até mesmo algumas palavras que você possa usar como mantra – uma passagem positiva que estimule sua mente a ter uma expectativa mais otimista pelo resto do dia.

Hoje, meu livro de cabeceira é uma obra do Dalai-Lama, *A arte da felicidade*, que é rico em mensagens inspiradoras. Outros títulos maravilhosos que podem ajudá-lo a compreender o amor são *O amor é a melhor estratégia*, de Tim Sanders; *O Profeta*, de Khalil Gibran; *Ensinamentos sobre o amor*, de Thich Nhat Hanh; e *Em busca de sentido*, de Viktor Frankl.

O livro não precisa ser necessariamente de não ficção. Às vezes, um romance pode ser uma ótima introdução para o amor. Pense em alguns dos ótimos romances de todos os tempos como *Anna Karenina* e em sucessos recentes como *Cold Mountain*.

Uma das melhores coisas sobre ler um livro é poder lê-lo quando, onde e quantas vezes quisermos. Isso é amor.

7. Veja um filme. Os filmes também podem despertar seus sentidos para a compaixão. Por exemplo, a comédia *Feitiço do tempo*, de 1993, é exibida em faculdades e seminários nos Estados Unidos como uma lição de solidariedade. O personagem principal, um vaidoso meteorologista, precisa viver o mesmo dia diversas vezes até que finalmente consiga sentir algo por alguém que não seja ele mesmo.

Um de meus filmes favoritos é *Hook – A volta do Capitão Gancho*. Nessa história, Peter Pan aparece como adulto (um executivo pai de dois filhos) e resgata as raízes da sua infância reaprendendo a voar. Ele se lembra do segredo: tudo o que precisava fazer para alçar voo era pensar em algo que amava. Ele se concentra em seus filhos e, no momento seguinte, cruza o céu com a maior facilidade.

Existem centenas de outras produções que ensinam lições sobre o amor, entre eles: *Feitiço da Lua*, *O clube da felicidade e da sorte*, *Conduzindo Miss Daisy*, *Gênio indomável* e *O segredo de Brokeback Mountain*. Enquanto houver amor, Hollywood nunca deixará de fazer filmes sobre esse tema.

8. Use um mantra de amor. Um mantra de amor é uma palavra ou uma frase que repetimos para nós mesmos, com o objetivo de nos lembrar dos laços que temos com as pessoas e do amor. Uma das minhas pacientes ficou tão sensibilizada com a história do Butão que adotou o mantra "O amor é a moeda corrente".

Sempre que alguém disser ou fizer alguma coisa para aborrecer você, em vez de sentir raiva, repita seu mantra de amor. Ele pode ser a mensagem bíblica "Ofereça a outra face" ou a frase "Somos todos um só". Outro mantra favorito é o título da antiga canção dos Beatles "All You Need Is Love" (Tudo de que você precisa é amor).

9. Faça uma respiração de amor. No Passo Um – Respire, falo sobre a expiração e o platô expiratório. O que chamo de respiração de amor ocorre quando inspiramos longa e profundamente enquanto dizemos: "Amo inspirar." Na expiração, dizemos: "Amo expirar." Com a repetição, esse breve exercício pode se transformar em mantras como "Amo o tempo todo" e "Amo viver".

Embora respirar seja o mais simples e o mais profundo prazer da vida, ele não recebe muita atenção. Respire. Curta. Viva. Ame.

10. Sinta o perfume das flores. Os pequenos acontecimentos da vida têm que ser apreciados. O milagre de tudo está nos detalhes e, depois, nos detalhes dos detalhes. As flores e suas partes delicadas, formadas especialmente para atrair insetos e estimular a polinização. As folhas com minúsculos poros que permitem que as plantas inspirem dióxido de carbono e expirem oxigênio. A brisa refrescante que acaricia seu rosto é, ela própria, um milagre – como seria a vida se o ar estivesse sempre parado? Não se esqueça da beleza do entardecer quando ele surge no horizonte. Todos os dias, ocorrem situações que apresentam infinitas oportunidades para que possamos vivenciar o amor. Faça uma lista dos detalhes que passam despercebidos, e você descobrirá muitos outros.

11. Seja criativo. Descubra maneiras interessantes de transmitir seu amor. Por exemplo, conheço um médico de Manhattan que deixa dinheiro nas plataformas do metrô. Isso faz com que, para ele, pegar esse transporte seja algo mais interessante e que, naquele dia, alguém tenha uma surpresa agradável.

12. Junte-se a um grupo de apoio. Diversas pesquisas sobre grupos de apoio mostram como eles afetam de forma positiva o curso de tratamentos de câncer e de doenças autoimunes, como a aids. Seus integrantes têm mais tolerância à terapêutica e apresentam menos efeitos colaterais e complicações do que os pacientes que não participam desses grupos.

Você não precisa estar com uma doença para fornecer apoio. Basta que esteja disposto a ajudar os outros. Esses grupos não auxiliam somente quem está doente. Há grupos de apoio para quase tudo – do tabagismo ao consumo compulsivo. Sempre existem pessoas que estão sentindo a mesma coisa em relação a determinado problema. Juntas, elas ficam mais fortes.

13. Torne-se um defensor. Se você tem convicções sobre uma questão, sejam elas relativas a animais, ao ambiente ou à política, compartilhe-as com o mundo. Todos nós temos ciência do compromisso no contexto de um relacionamento. No entanto, às vezes, o ato de se comprometer com o seu amor em prol de algo que não seja outra pessoa pode fazer aflorar o que você tem de melhor.

Sem dúvida, não faltam causas importantes que todos nós poderíamos ajudar a defender. É também possível que, ao trabalhar por um ideal, você encontre uma alma gêmea com quem possa compartilhar amor.

Do mesmo modo, oferecer-se para auxiliar outras pessoas é uma das mais poderosas manifestações de amor. Se a compaixão é a nova riqueza, então a oportunidade de ser solidário é a nova moeda corrente. Aquilo que vai volta. Quem se dedica a ajudar os outros terá sempre amigos ao seu lado nos momentos difíceis.

PASSO SEIS
Crie um ambiente relaxante

~

Como você já sabe, o sistema imunológico evoluiu para nos defender de um mundo perigoso. Se vivêssemos numa bolha ou se a vida se desenrolasse num utópico ambiente livre de germes, não precisaríamos desse sistema. Mas o mundo é uma selva onde há ecossistemas formados por criaturas cuja existência depende de sua habilidade em nos atingir. Vivemos num ambiente de alto risco e, quanto mais ameaçador ele se torna, mais reativo fica nosso sistema imunológico.

Este capítulo mostra como você pode ajudar seu sistema imunológico criando um ambiente à sua volta que seja o mais tranquilo e saudável possível. Se ele for calmo e acalentador, seu sistema imunológico não se tornará excessivamente defensivo.

O útero é um bom exemplo de um lugar assim. Dentro desse ambiente seguro e aconchegante, não há ameaças perceptíveis. Uma grande almofada de líquido amniótico envolve e protege o feto. Choques, solavancos e pressão são amortecidos ou neutralizados. A temperatura é estável. A placenta fornece um fluxo constante de oxigênio e nutrientes. Hormônios calmantes, como a progesterona e a oxitocina, banham o cérebro e o sistema imunológico da mãe criando uma sensação de amor e paz dentro do seu corpo.

Por causa disso, o sistema imunológico de um recém-nascido não está pronto. Como eu disse, o bebê precisa de pelo menos três meses após o nascimento para começar a viver bem sem a ajuda da imunidade passiva fornecida pelos anticorpos da mãe.

Mas, quando ocorrem complicações durante a gravidez, a situação muda. Traumas, parto prematuro, sangramento e problemas na placenta podem alterar o ambiente normalmente tranquilo do útero. Pesquisas revelam que a ocorrência de distúrbios durante a gestação produz um risco muito maior não apenas para a mãe, mas também para o bebê, que, em geral, nasce com menos peso do que o ideal e com um sistema imunológico hiperativo. Na verdade, os transtornos durante a gravidez estão entre os fatores que contribuem para a hiperatividade do sistema imunológico também na fase adulta.

De acordo com pesquisadores que realizaram o MIDSPAN Family Study da Universidade de Glasgow, os níveis de PCR nos adultos estão inversamente relacionados a seu peso de nascimento. Em outras palavras, quanto menor o peso de um recém-nascido, mais alto será seu nível de PCR na fase adulta.

Você talvez tenha ouvido histórias sobre crianças que precisam viver em bolhas para se proteger. Há doenças raras, como a imunodeficiência combinada grave, que bloqueiam a capacidade que essas crianças têm de desenvolver um sistema imunológico funcional. Elas são vulneráveis a todos os milhares de germes que existem no ambiente. Sua única chance de sobrevivência está em evitar qualquer contato com o mundo exterior até que um transplante de medula óssea possa ser realizado.

Felizmente, a maioria de nós não precisa se isolar numa bolha, mas todos nós podemos nos beneficiar do controle do ambiente em que vivemos. Ele deve ser livre de estresse, tranquilizador e protegido de ameaças infecciosas e toxinas nocivas. Dessa forma, acalmamos o sistema imunológico, reduzindo sua ativação, e retardamos o processo de envelhecimento.

A casa

Vamos começar por sua casa, pois é nesse lugar que você passa grande parte do seu tempo. Faça com que ela seja segura e acolhedora para que se sinta bem e feliz ali.

Quando penso num ambiente doméstico feliz e tranquilo, visualizo a casa de Bilbo Baggins em *O Senhor dos Anéis*. Ela é perfeitamente adaptada a um duende – portas redondas, teto baixo, lareira, raízes pendendo do teto, uma grossa mesa de madeira, banquinhos, além do gasto porém bonito chão de madeira. A casa de Bilbo tem um excelente feng shui para duendes. Sua aparência é aconchegante, calma e segura. Se eu fosse um desses seres, moraria ali.

Essa é a sensação que sua casa deve lhe transmitir. Ela não precisa ser grande, luxuosa nem extravagante – basta que seja acolhedora. Cores relaxantes, quadros que agradem à visão e cadeiras confortáveis podem ajudá-lo a alcançar esse objetivo.

A iluminação também é importante. Deixe a luz natural entrar, pois ela traz cores que nem as lâmpadas incandescentes nem as fluorescentes conseguem fornecer. (Outra ideia é instalar lâmpadas de amplo espectro que simulam a luz natural.) E, assim como é importante que seu quarto fique o mais escuro possível à noite, mantenha as janelas abertas durante o dia para que ele receba o máximo de luz e ar fresco.

O toque

Quando pensamos em bem-estar, o toque costuma ser um aspecto negligenciado. No entanto, ele fortalece o vínculo entre mãe e filho, entre marido e mulher e entre amigos. Até mesmo quando conhecemos alguém, nosso instinto é tocar a outra pessoa com um aperto de mão. O sistema imunológico responde ao toque porque ele transmite uma mensagem de paz, calma e relaxamento.

Não são apenas os seres humanos que recorrem ao toque social para se sentir bem. Em qualquer zoológico, você verá muitas espécies de animais realizando esses gestos. Por exemplo, os chimpanzés gostam de cuidar uns dos outros, catando piolhos e lêndeas ou apenas escovando seus pelos. Essa interação é uma parte crucial para o desenvolvimento e o funcionamento do sistema imunológico desses animais. Um macaco que faz parte de um grupo tem um sistema imunológico muito mais saudável do que outro que vive isolado.

O toque é uma das melhores maneiras de incentivar o sentido de integração social e de tranquilidade que acalma o sistema imunológico. Há diversos tipos de toques, assim como de massagens terapêuticas. Por exemplo, a aiurvédica, a craniossacral, a dos tecidos profundos, a havaiana (*lomilomi*), a de pedras quentes, a *jin shin jyutsu*, a miofascial, a neuromuscular, a de polaridade, a reflexologia, o shiatsu, a sueca, a *watsu* e a *zero balancing*.

Pesquisas mostram que a massagem melhora a atividade das células exterminadoras naturais, ou NK. (Um estudo da Faculdade de Medicina de Miami publicado no *International Journal of Neuroscience* em fevereiro de 1996 mostrou um significativo aumento da quantidade e da atividade dessas células após um mês de massagens diárias.) Como eu disse, as células NK estão envolvidas na eliminação de células cancerígenas, de células com mutação de

DNA e de células infectadas por vírus ou acometidas por qualquer outra doença do sistema imunológico, como aids, lúpus e artrite reumatoide. O ideal é que as células NK proliferem em nosso corpo. A massagem pode nos ajudar a alcançar essa meta.

Outro tipo de terapia manual é conhecido como toque de cura. Muitos praticantes dessa técnica são enfermeiras, que transmitem carinho, compaixão e pensamentos de cura por meio de um toque suave. Outros adeptos usam o sistema de chacras, uma técnica da medicina oriental que envolve canais de energia, para ajudar a guiar suas terapias de toque.

Estudos mostram que pacientes submetidos à terapia do toque de cura obtêm melhoras na dor, na ansiedade, na depressão e no bem-estar geral. O toque terapêutico é usado também em berçários para acalmar recém-nascidos inquietos.

Há ainda outra forma de toque terapêutico que ajuda o sistema imunológico: o sexo. Pesquisas revelaram que a excitação sexual aumenta o número de células NK no sangue (*Neuro-ImmunoModulation*, 2004). Um estudo realizado com quase 30 mil homens (*JAMA*, abril de 2004) constatou que a frequência da ejaculação era proporcional à diminuição de risco de câncer de próstata: os homens que disseram ejacular mais de 21 vezes por mês demonstraram estar menos sujeitos a essa doença. O motivo dessa associação não ficou claro, mas é possível que ejaculações frequentes reduzam a probabilidade de ocorrência de infecções crônicas na próstata que poderiam causar câncer nessa glândula.

Cientistas suecos descobriram que os homens que deixavam de ter relações sexuais viviam menos do que aqueles que continuavam a fazer sexo. Uma equipe de pesquisadores da Carolina do Norte também constatou que os homens que tinham uma vida sexual mais ativa tendiam a viver mais. Em parte, esse fato pode ser explicado por um estudo realizado por cientistas da Universidade Wilkes, na Pensilvânia. Eles pesquisaram a vida sexual dos alunos e avaliaram seus níveis de imunoglobulina A, outro indicador da força do sistema imunológico. Os estudantes que disseram ter uma ou duas relações sexuais por semana apresentavam uma quantidade 30% maior de anticorpos protetores do que aqueles que não faziam sexo.

Os cheiros

Podemos usar também o sentido do olfato para acalmar o sistema imunológico. Os odores exercem um poderoso impacto nesse sistema. Em termos de anatomia, o nariz é a conexão mais próxima entre o cérebro e o mundo exterior. A lâmina cribriforme, localizada entre o nariz e o cérebro, é o osso mais fino na base do crânio e o mais fácil de quebrar.

Através dessa lâmina passa o nervo olfativo, cuja função é sentir os odores que vão do nariz para o cérebro – não há maneira mais rápida de transmitir informações para o cérebro do que por meio do olfato.

É provável que a importância do cheiro tenha surgido das necessidades evolutivas de nossos ancestrais, cuja acuidade olfativa era fundamental para sua sobrevivência – eles tinham que encontrar comida e testá-la com o nariz por medidas de segurança. Hoje, a maioria dos animais tem um olfato muito mais desenvolvido do que o dos seres humanos. Cães de caça treinados conseguem identificar o cheiro de uma pessoa apenas farejando algumas células de sua pele. Nos Estados Unidos, cães estão sendo usados no serviço de saúde para detectar ataques epiléticos iminentes ao farejarem uma mudança na química corporal dos pacientes. Estuda-se também a capacidade desses animais para farejar o câncer.

Enquanto nosso mundo olfativo equivale à televisão de baixa resolução em preto e branco, o universo dos cheiros de um animal é um filme em tecnicolor.

Pesquisas mostram a capacidade que os aromas têm de induzir o relaxamento e melhorar o humor. A aromaterapia, ou o uso terapêutico dos cheiros, é empregada em todo o mundo no tratamento de diversas doenças psicológicas, entre elas a depressão, o estresse, a insônia, a ansiedade e a dependência à nicotina e a drogas.

Estudos sugerem que aromas diferentes produzem efeitos distintos – alguns calmantes, outros estimulantes – e que eles ocorrem de forma diversa em homens e mulheres. A lavanda, um suave sedativo para os homens, é um estimulante para o sexo oposto (*Chronobiology International*, 2005).

Até bebês prematuros reagem a aromas. Quando um cheiro agradável foi colocado nas incubadoras onde estavam recém-nascidos prematuros, a ocorrência de apneia entre eles foi 36% menor do que entre as crianças do grupo de controle (*Pediatrics*, janeiro de 2005).

O sentido do olfato tem sido muito importante na evolução humana. Ele nos alerta para perigos como fumaça, comida estragada e veneno (e também para possíveis parceiros sexuais e outras coisas boas) e continua sendo um meio fundamental de transmitir ao sistema imunológico a mensagem de reagir ou relaxar.

O som

Mais um dos nossos sentidos tem a capacidade de acalmar o sistema imunológico: a audição.

Podemos usar o som terapeuticamente de várias maneiras – produzindo ou ouvindo música, cantando, tocando instrumentos – e as pesquisas mostram que esses sons produzem efeitos positivos no sistema imunológico. Por exemplo, num estudo, ratos com câncer expostos a cinco horas diárias de música apresentavam uma resposta imunológica antitumoral melhor do que aqueles que não ouviam música (*Life Sciences*, julho de 2002).

Pesquisas sobre o sangue humano revelaram que ouvir música reduz os níveis das citocinas que ativam o sistema imunológico, entre elas a interleucina-6, e aumenta os das endorfinas, substâncias químicas naturais semelhantes à morfina fabricadas pelo cérebro e pelo sistema imunológico (*Medical Science Monitor*, 10 de junho de 2004).

Chama a atenção o fato de que as pessoas que sofrem perda de audição possuem níveis mais altos de ativação imunológica do que aquelas com audição normal. Não conseguir ouvir bem é estressante. Uma pesquisa publicada em *Aviation, Space, and Environmental Medicine* (março de 1999) mostrou que pacientes com lesões auditivas causadas por exposição a sons altos apresentavam níveis mais elevados de células T em circulação.

A terapia musical é uma maneira eficaz, barata e agradável de controlar a resposta imunológica sem causar nenhum efeito colateral. Portanto, ouça música.

Ar limpo

Manter o meio ambiente limpo é outra maneira de reduzir a ativação imunológica.

As pessoas costumam acreditar que o ar que respiram está limpo quando não há fumaça nem poluição visível. Estudos mostram, porém, que em ambientes fechados a poluição do ar é muito pior do que em locais abertos, embora poucos de nós estejamos atentos a isso.

Em todo o mundo, a poluição do ar em ambientes fechados é uma das principais causas de mortalidade infantil. Em 2004, esses óbitos foram motivados sobretudo por uma infecção respiratória, para a qual a poluição do ar contribui bastante. Mais da metade da população mundial cozinha em fogões que funcionam à base de excrementos animais, gravetos e toras. A fumaça proveniente desses fogões é uma das maiores causas de mortes entre crianças.

Até mesmo nos Estados Unidos, a poluição do ar em lugares fechados é um problema mais grave do que a poluição ao ar livre. Entre 13 fatores ambientais que contribuem para o risco de câncer, a poluição do ar em ambientes internos foi classificada como o quarto mais alto pela Agência de Proteção Ambiental. Constatou-se que os níveis de poluentes como formaldeído, estireno, xileno e clorofórmio eram entre duas e 50 vezes mais elevados em ambientes fechados do que em locais externos.

Nesses locais, a poluição é provocada também por radônio (a principal causa ambiental de câncer); compostos orgânicos voláteis (COVs) emitidos por tintas, vernizes e solventes; fumaça de cigarro (fumo passivo); monóxido de carbono; tricloroetileno e percloroetileno, solventes usados na lavagem a seco e em outros processos industriais de limpeza; e metais pesados, como o chumbo, o mercúrio e o arsênico.

Entre os problemas provocados pela poluição do ar em ambientes fechados estão queda de produtividade no trabalho, asma, alergias e doenças respiratórias e cardíacas. Levando em consideração o que você já sabe sobre o sistema imunológico, isso não surpreende. Esses males estão relacionados à ativação imunológica, que é desencadeada pela poluição do ar.

A poluição do ar em locais fechados pode ocorrer tanto no ambiente doméstico quanto no de trabalho. Prédios comerciais têm sido associados a diversos distúrbios respiratórios. A expressão "síndrome do edifício doente" foi criada em referência a edificações com acúmulo excessivo de substâncias nocivas e sem ventilação adequada para eliminá-las. Essa situação pode ser perigosa para o sistema imunológico. De acordo com a Organização Mundial da Saúde (OMS), até 30% dos edifícios novos e remodelados podem estar vinculados a sintomas dessa síndrome.

Para controlar a poluição em ambientes fechados, é preciso que haja ventilação e filtragem do ar. A ventilação é fundamental para que os edifícios "respirem" corretamente. Existe um ditado comum na medicina: "A solução para a poluição é a diluição." Isso se aplica a situações como presença de germes numa ferida, ingestão de veneno e contato da pele com um produto químico.

No caso da poluição do ar em ambientes fechados, a diluição corresponde à ventilação. Mantenha o ar circulando. A não ser que você viva numa área com níveis muito altos de poluição, é provável que a qualidade do ar da sua casa ou do seu escritório seja pior do que a do ar externo.

A filtragem é outra maneira de melhorar a qualidade do ar em locais fechados. Hoje há produtos de alta eficiência – os filtros HEPA – que impedem a entrada de partículas muito pequenas nesses ambientes. Eles já estão disponíveis para casas, aspiradores de pó e até centros cirúrgicos.

Seu ambiente de trabalho

Se o prédio em que você trabalha é mal ventilado ou altamente vedado, talvez ele seja um edifício doente. Isso também pode acontecer se ele tiver sido construído com muitos produtos químicos ou abrigar uma grande quantidade dessas substâncias. Para verificar essa situação, observe se você se sente mal no escritório, mas bem em casa, ou se se sente bem melhor quando passa um bom tempo fora de lá. Não muito tempo atrás, um dos meus pacientes me disse que adorava suas férias nas montanhas porque aquelas eram as únicas ocasiões em que ele se sentia saudável de verdade. Mais tarde, descobrimos que ele vinha apresentando uma reação à má qualidade do ar em seu escritório. Depois que o problema foi resolvido com a instalação de um filtro de ar eficiente, com a melhora da ventilação e a colocação de vasos de plantas grandes, ele passou a se sentir muito bem ali.

Água limpa

Além de necessitar de ar puro, nosso sistema imunológico precisa de água limpa. Contudo, a maioria das pessoas pensa que a água está livre de impurezas quando é transparente e tem gosto bom.

A baixa qualidade da água e instalações sanitárias precárias são hoje a principal causa de doenças em âmbito global. De acordo com o Fundo das Nações

Unidas para a Infância (UNICEF), 42% das moradias em todo o mundo não dispõem de banheiro e uma em cada seis pessoas não tem acesso à água limpa. Trinta e cinco por cento da população mundial sofre com a carência de água potável.

Segundo a OMS, uma pessoa precisa de, no mínimo, 5l de água por dia para cozinhar e beber. Considerando a limpeza e a manutenção da saúde, ela necessita de cerca de 30l por dia. No entanto, 1 bilhão de indivíduos em todo o mundo tem acesso a menos de 5l de água limpa por dia.

Filtre a água

Há vários tipos de sistemas de filtragem de água para residências. A escolha do mais adequado para seu caso dependerá da qualidade da água na sua região e dos poluentes que ela contém. Qualquer pessoa pode solicitar à empresa de abastecimento local o resultado da avaliação da qualidade da água. Muitas delas divulgam esse resultado na própria conta de água e em seus sites.

Veja a seguir alguns dos principais sistemas de filtragem de água para residências disponíveis no mercado:

Carvão ativado: Reduz a concentração do cloro que é aplicado à água nas estações de tratamento para eliminar bactérias. Como a água já está tratada, esse sistema serve sobretudo para melhorar o gosto desagradável deixado pelo cloro.

Com luz ultravioleta: Os raios ultravioleta fragmentam as moléculas das bactérias e a parede protetora dos vírus. Só é necessário em locais onde a qualidade da água é ruim ou em prédios que não contam com um bom sistema de limpeza de caixas d'água.

Com membranas de fibra oca: Impede a passagem de bactérias e protozoários. É um sistema de pouca utilidade para quem vive numa cidade em que a empresa de tratamento de água obedece aos padrões legais e em edifícios com um sistema regular de limpeza de caixas-d'água.

Com minerais: Retém até 99% de partículas de impurezas como limo, lodo e ferrugem. É o sistema dos antigos filtros de barro. Ajuda a evitar doenças e gosto desagradável.

Ambiente limpo

A exposição a diversas toxinas ambientais tem sido associada a doenças autoimunes. Entre essas substâncias prejudiciais estão a fumaça do cigarro, pesticidas, chumbo, mercúrio, cádmio e produtos sintéticos químicos e subprodutos, como plastificantes e dioxina.

O sistema imunológico não gosta da exposição a produtos químicos desconhecidos que possam afetá-lo de várias maneiras e, raramente, em seu benefício. Os cientistas ainda estão estudando os efeitos que as drogas e as toxinas ambientais exercem nesse sistema a longo prazo. A esperança é que possamos, um dia, encontrar maneiras melhores de manipular o sistema imunológico para aumentar sua capacidade de nos proteger sem, ao mesmo tempo, causar doenças autoimunes e envelhecimento.

Alérgenos na casa

Quando você for alterar o ambiente para acalmar seu sistema imunológico, lembre-se de eliminar pequenos insetos da sua casa. Outros habitantes invisíveis, como fungos e ácaros, também podem prejudicar a imunidade.

Baratas

Na sua casa pode haver moradores indesejáveis capazes de exercer uma forte ativação do sistema imunológico: baratas. Essas criaturas estão entre os insetos mais antigos do mundo – seus fósseis remontam a 300 milhões de anos, enquanto os fósseis humanos mais velhos possuem apenas 35 mil anos.

Um estudo em grande escala sobre asma e alergias realizado em 2005 e financiado pelo Instituto Nacional de Ciências da Saúde Ambiental e pelo Instituto Nacional de Alergia e Doenças Infecciosas revelou que a exposição a excrementos de barata era uma importante causa de sintomas de asma em crianças suscetíveis a esse alérgeno.

A alergia à barata parece ser causada pelas citocinas geradas pelo sistema imunológico, isto é, pela interleucina-8 que é liberada nos pulmões e causa asma.

Infelizmente, nem sempre é fácil eliminar esses insetos. Mantenha os alimentos em recipientes fechados e não deixe água pingando de torneiras. Existe um tipo de armadilha para baratas que é simples de montar. Coloque um pouco de grãos de café e água num frasco de vidro. Apoie o frasco numa parede, deixando-o inclinado para facilitar a entrada dos insetos. Os grãos de café atraem as baratas, que, uma vez dentro do recipiente, não conseguem mais sair.

Ácaros da poeira

Ainda que consiga se livrar das baratas, procure por uma criatura menor e quase tão prejudicial para o sistema imunológico quanto esses insetos: os ácaros da poeira. Embora eles não sejam tão alergênicos quanto as baratas, são mais comuns. Esses seres microscópicos se desenvolvem na nossa casa e são causa frequente de asma, alergias, erupções na pele e coceira nos olhos, além de ativarem o sistema imunológico.

Os ácaros domésticos sobrevivem na poeira, que se compõe de uma quantidade significativa de partículas de células da pele humana. As partículas de pele que uma única pessoa perde em apenas um dia são suficientes para alimentar um milhão de ácaros.

Para controlar os ácaros, é preciso pôr fim à poeira. Aspiradores de pó com filtros HEPA são úteis nesse sentido. Pisos de madeira e de cerâmica são preferíveis a tapetes por apresentarem menos probabilidade de abrigar poeira e acarídeos. Limpar a casa com regularidade e reduzir a umidade do ambiente com um aparelho adequado são estratégias fundamentais. Existem também protetores de colchão e de fronhas que reduzem a exposição a esses alérgenos.

Fungos

Os fungos são um dos poluentes ambientais mais irritantes para o sistema imunológico e podem aparecer em quase todos os lugares, sobretudo em locais escuros e úmidos. Às vezes, provocam sintomas estranhos e incomuns que podem confundir até o maior especialista em diagnósticos. Isso ocorre, em parte, porque não existem exames de sangue, de imagem nem de pele capazes de diagnosticar, com precisão e segurança, a reação a um fungo.

Os fungos mais conhecidos por causar doenças nos seres humanos são *Blastomyces*, *Coccidioides*, *Cryptococcus*, *Histoplasma*, *Candida* e *Aspergillus*. Muitos outros podem desencadear enfermidades graves em pacientes com a imunidade comprometida. As casas abrigam fungos em cantos escuros e úmidos, comuns em banheiros e sótãos.

O mais abominável dos fungos tóxicos que afeta as moradias é o *Stachybotry*, um fungo preto frequentemente encontrado em residências com problemas de drenagem ou umidade. Há controvérsia sobre até que ponto o *Stachybotry* é capaz de causar doenças em seres humanos. Entretanto, moradores de casas infectadas reclamam de uma série de sintomas, que vão da alergia a problemas de pele, artrite e doenças autoimunes.

Já recebi pacientes com alergias crônicas e outras doenças. Algumas vezes, após submetê-los a testes para verificar as possíveis causas, cheguei à conclusão de que o problema era a exposição a fungos. As pessoas não melhoravam até que esses alérgenos fossem eliminados de suas residências.

ENTRE EM AÇÃO: CRIE UM AMBIENTE RELAXANTE

Já falamos sobre os muitos passos que você pode dar para que seu ambiente seja o mais relaxante possível para o sistema imunológico. Ainda assim, sempre há algo mais a fazer, pois o mundo não é um lugar tranquilizador. Ponha em prática qualquer ideia que você tenha para tornar sua casa um local mais feliz – seu sistema imunológico lhe agradecerá. Veja a seguir alguns lembretes e outras dicas.

1. Inspecione sua casa à procura de alérgenos. Examine cantos em banheiros e outros cômodos que possam conter água estagnada. Conserte vazamentos no teto, bem como torneiras e canos que estejam pingando ou vazando. Se houver ventiladores de teto no banheiro, observe se existem marcas de água em torno deles. Procure por mofo e manchas pretas ou esverdeadas em qualquer local úmido.

Limpe regularmente a casa com um aspirador de pó equipado com filtro HEPA. Contrate firmas especializadas para lavar o carpete ou substitua-o por piso de madeira. Instale um filtro de ar HEPA nos cômodos que você usa mais. Faça a limpeza dos estofados com um aparelho a vapor uma vez por ano. Lave colchas, mantas e cobertores.

Coloque armadilhas para baratas perto do rodapé da cozinha por algumas noites para verificar a presença desses insetos na sua casa.

Pense na possibilidade de solicitar uma análise ambiental profissional se você ou qualquer outra pessoa da sua família estiver apresentando sintomas alérgicos ou incomuns que os médicos não estejam conseguindo diagnosticar.

2. Torne sua casa um oásis de tranquilidade. Pendure seus quadros favoritos, exiba as fotos de que você mais gosta, encha os vasos com flores frescas, ignore tendências da moda e use cores e estilos da sua preferência para criar uma mistura eclética e confortável de móveis e decoração. Crie um ambiente acolhedor na cozinha, nas salas de jantar e de estar para reunir família e amigos. Deixe a luz do sol entrar. À noite, acenda velas para produzir uma sensação aconchegante. Toque suas músicas favoritas sempre que puder. Perfume a casa com aromas agradáveis, como os de flores frescas, jasmim, bolo ou pão caseiros e café.

3. Mande testar a água da sua casa. De acordo com o resultado do teste, escolha um filtro de água adequado para eliminar eventuais poluentes que você venha a descobrir.

4. Estabeleça um horário semanal para trocar massagens com seu parceiro. Use óleos perfumados da sua preferência. Se você não tiver um parceiro, faça sessões de massagens com um profissional. Outra opção é comprar um aparelho que o ajude a se massagear. Há muitos modelos à venda, com preços variados – de hidromassageadores para os pés a esteiras e poltronas massageadoras para o corpo. Massagear os próprios pés diretamente com as mãos também é uma boa ideia.

5. Tome um banho quente. Acenda velas. Pingue algumas gotas de óleo aromatizante na água do banho.

6. Ouça música. Ligue o rádio ou o aparelho de som. Toque um instrumento – piano, flauta, violão. Se você não souber fazer isso, cante. Se não souber cantar, cantarole baixinho.

7. Abafe ruídos indesejados. Se você mora numa rua barulhenta, abafe-os com sons de fundo tranquilizadores, como o de uma cascata decorativa em que a água cai sobre pedras ou por uma parede.

8. Desligue o telefone. Faça isso para evitar interrupções em seu momento de tranquilidade – apenas por uma hora ou duas de vez em quando. Ocasiões importantes para adotar essa medida são a hora do jantar, durante um banho relaxante na banheira e enquanto estiver recebendo uma massagem ou fazendo amor. E não se esqueça de permanecer inacessível também a bipes e e-mails.

9. Coloque os pés para cima. No fim do dia, seus pés estão tão cansados quanto você. O ideal é que eleve as pernas e os quadris também. Se você estiver com pés doloridos, tornozelos inchados ou dor nas costas, a inversão da posição do corpo pode ser benéfica. Outra boa opção é se deitar numa mesa de inversão por 20 minutos diariamente.

10. Compre um aquário. Faça com que isso se torne uma experiência zen – crie um ambiente aquático com o mesmo entusiasmo e energia que você usou para tornar sua casa mais acolhedora e alegre.

11. Reserve um cômodo como sua área de escape. Se você tiver espaço para isso, escolha um cômodo da sua casa para ser um lugar de meditação ou de escape. Esse é o ambiente ideal para colocar aquela pequena cascata, objetos de arte, fotografias ou qualquer outra coisa que o alegre. Muitas pessoas percebem que esse espaço as deixa felizes já no momento em que entram ali.

12. Coloque suas ideias em prática. Pinte seu quarto com uma cor que o acalme. Escolha um local adequado para pendurar um móbile com pequenos sinos que tocam ao sabor do vento. Se existir qualquer coisa que você possa fazer para se sentir mais relaxado e mais tranquilo em casa, vá em frente.

PASSO SETE
Fortaleça-se

~

No passo anterior, você aprendeu a acalmar um sistema imunológico hiperativo mudando o ambiente externo. Da mesma maneira, o sistema imunológico se sente mais seguro e tem menos probabilidade de ser ativado quando otimizamos o desempenho do nosso ambiente interno.

Pesquisas médicas já provaram que algumas vitaminas e determinados suplementos nutricionais podem fortalecer a função imunológica e ajudar a desativar um sistema imunológico hiperativo – não apenas nos mantendo com uma aparência mais jovem como também nos impedindo de envelhecer rápido demais. Veja a seguir alguns suplementos básicos. Ninguém precisa tomar todos eles, mas sugiro que você leia tudo para ter uma ideia geral. Recomendo que, antes de consumi-los, você consulte seu médico para saber quais deles são mais apropriados ao seu caso e em que dosagem. As doses que indico aqui são gerais.

Suplementos

Óleos de peixe

Os óleos de peixe, conhecidos como ácidos graxos ômega-3, foram estudados intensamente na última década. Os mais conhecidos são o EPA e o DHA. Já falamos sobre peixes, mas, para quem não gosta desse alimento ou não o consome na quantidade necessária, a alternativa é ingerir óleos de peixe em cápsulas. Pesquisas mostram que quanto maior é o nível de ácidos graxos ômega-3 no sangue de uma pessoa, menor é sua taxa de ativação imunológica.

Hoje em dia, é importante ter cuidado com o consumo de peixe e de frutos do mar por causa da contaminação por metais pesados (como o mercúrio) e por produtos industriais químicos (como a bifenila policlorada, ou PCB). Portanto, ingerir a quantidade correta de óleo de peixe sem se expor a poluentes indesejados pode ser difícil.

Tente comprar um óleo de peixe de qualidade. Procure informações apresentadas pelos fabricantes que comprovem sua pureza. Por exemplo, escolha um produto cujo rótulo exiba a palavra "destilado", pois isso significa que as impurezas e os poluentes foram extraídos. Outra opção é o óleo de peixe de grau farmacêutico, que obedece a padrões mais altos de qualidade e purificação.

A dose correta de EPA/DHA varia de acordo com cada indivíduo. Em todo caso, na proporção 400mg/200mg por cápsula, costumo recomendar 1 a 4 cápsulas por dia.

Os polivitamínicos

Esses produtos contêm uma mistura de todas as vitaminas, de A a E, além da vitamina K e de minerais essenciais.

Há anos os médicos vêm recomendando que as pessoas tomem esses suplementos vitamínicos. Pesquisas mostram que eles baixam os níveis de PCR após apenas seis meses de consumo (*American Journal of Medicine*, 15 de dezembro de 2003).

Além disso, esses produtos fortalecem a função imunológica, diminuindo a incidência de resfriados e infecções respiratórias. Quem ingere essas cápsulas também perde menos dias de trabalho. Por tudo isso, os adeptos dos polivitamínicos apresentam menos problemas relacionados ao envelhecimento do que as pessoas que não fazem uso desses suplementos.

Ao comprar um polivitamínico, escolha o produto de um fabricante conceituado. De preferência, ele deve conter apenas vitaminas e nutrientes e ser livre de corantes, conservantes e estabilizantes, entre outras substâncias.

A vitamina D

A vitamina D é também chamada de vitamina do sol. Tecnicamente falando, ela não é uma vitamina, mas um hormônio que o corpo produz quando exposto à luz solar. E, de fato, houve uma época em que as pessoas fabricavam vitamina D na quantidade necessária porque ficavam muito tempo ao ar livre.

Hoje em dia, já não é bem assim. As pessoas passam um tempo muito maior em ambientes fechados e, por causa dos constantes avisos sobre os danos que o sol pode causar à pele, aplicam filtro solar antes de sair de casa. O uso desse tipo de produto é uma excelente maneira de evitar os problemas que podem causar câncer de pele, mas ele também impede que a luz ultravioleta alcance a pele, onde a vitamina D é produzida. Por isso, nesse processo, diminuímos nossa chance de obter essa vitamina na quantidade necessária.

Na realidade, estudos recentes mostram que quase todas as pessoas que vivem em regiões de clima temperado apresentam deficiência de vitamina D – cerca de 1 bilhão de indivíduos em todo o mundo.

Níveis baixos dessa vitamina têm sido associados a doenças imunológicas importantes, entre elas a esclerose múltipla, um distúrbio neurológico que leva à perda de função e paralisia. Há muito se constatou que, embora a esclerose múltipla seja comum em regiões de clima temperado, poucos casos dessa doença ocorrem nas áreas próximas ao equador. Não sabemos exatamente por quê, mas a nova teoria é que essa diferença está relacionada à vitamina D.

A falta de vitamina D também tem sido associada a problemas como osteoporose, depressão, obesidade, cardiopatias, doença intestinal inflamatória e, pelo menos, a uma dúzia de tipos de câncer, entre eles o da mama e o da próstata, assim como a distúrbios autoimunes, como a diabetes tipo 1 e a artrite.

Entre as fontes alimentícias de vitamina D estão produtos enriquecidos com esse nutriente, como laticínios (leite, iogurte, etc.), cereais e leite de soja. Os peixes gordurosos também contêm vitamina D. Por exemplo, em 130g de salmão há cerca de 400UI (10mcg) de vitamina D. Essa mesma quantidade é encontrada nas sardinhas, na cavala e no atum enlatado (o tipo light em pedaços apresenta níveis mais baixos de poluentes).

Todas as polivitaminas para uso diário contêm um pouco de vitamina D. A quantidade varia de 100 a cerca de 400 unidades.

São necessários cerca de 20 minutos de exposição diária ao sol no rosto e nos braços – ou em qualquer outra parte do corpo de tamanho similar – para produzir a quantidade necessária de vitamina D. Mas, como todos nós obtemos essa vitamina de maneiras diferentes e o excesso de exposição ao sol pode causar problemas de pele e câncer, a solução é ingerir suplementos de vitamina D.

Antes de você comprar esse produto, porém, saiba que existem cinco tipos diferentes de vitamina D (D_1, D_2, D_3, D_4 e D_5) e que elas têm nomes diferentes, como ergocalciferol (D_2) e colecalciferol (D3).

A vitamina D_3 é muito eficaz. Pesquisas indicam que a dose diária ideal dessa vitamina é de 400 a 800 UIs. Algumas pessoas podem precisar de uma dosagem mais alta, dependendo de seu grau de absorção da vitamina, de sua genética e de seu estado de saúde. Em todo caso, esse fato deve ser verificado por seu médico com base em exames de sangue.

Vitaminas C e E

Pesquisas mostram que essas duas vitaminas funcionam melhor quando ingeridas juntas. Consumidas dessa forma, parecem produzir um grande efeito no sistema imunológico. Testes realizados com pessoas que tomaram as duas ao mesmo tempo revelaram níveis baixos de PCR e menos ativação imunológica. Contudo, as doses de vitaminas C e E necessárias para produzir esse resultado têm que ser maiores do que as que costumamos encontrar nos polivitamínicos comuns. Por isso, costumo recomendar doses diárias que variam de 250 a 500mg de vitamina C e de 100 a 400 UIs de vitamina E para complementar o polivitamínico.

A vitamina C está presente em muitos alimentos, sobretudo nas frutas cítricas e em hortaliças como tomate, batata e brócolis. Ela é fabricada com facilidade, é estável e, quando ingerida na dosagem recomendada, produz poucos efeitos colaterais (se é que produz algum). Como a vitamina C sintética é idêntica à natural – não há diferenças em sua ação nem em sua absorção –, suas versões genéricas podem ser compradas sem preocupação.

No entanto, seja mais seletivo ao adquirir a vitamina E. O tipo de vitamina E usado com mais frequência nos produtos populares é o dl-alfatocoferol, uma forma sintética de difícil absorção pelos seres humanos. Uma opção melhor dessa vitamina é a que se apresenta na forma de uma mistura de tocoferóis naturais, entre eles os tocoferóis alfa, beta, gama e delta.

Algumas pesquisas indicam que o gamatocoferol pode ser mais importante na prevenção de problemas de saúde do que o alfatocoferol. O consumo exagerado do tipo alfa exaure os níveis de gamatocoferol, o que talvez explique por que uma grande quantidade de estudos não conseguiu provar os benefícios da ingestão de vitamina E. Nesses experimentos utilizou-se apenas o alfatocoferol.

Vitaminas B

As vitaminas B parecem produzir um grande efeito no sistema imunológico. Uma das mais importantes é a vitamina B_6, ou piridoxina, que é encontrada em muitos alimentos, entre eles carnes, peixes, nozes, feijões, grãos e algumas frutas. Níveis baixos de vitamina B_6 no sangue têm sido associados a taxas mais elevadas de PCR (*Journal of Circulation*, junho de 2001).

Para a maioria das pessoas, a dose diária de vitamina B_6 varia de 25 a 50mg. Confirme com seu médico a dosagem ideal para você. Quantidades excessivas de vitamina B_6 podem ser perigosas e causar perda de equilíbrio (ataxia), neuropatia (danos ao sistema nervoso) e erupções na pele.

Outra das vitaminas desse complexo é a vitamina B_{12}, também conhecida como cobalamina, que trabalha em conjunto com a vitamina B_6. A B_{12} é a única das vitaminas que não é encontrada no mundo vegetal – ela é fabricada somente no reino animal. Por esse motivo, os vegetarianos precisam tomar suplementos de B_{12}.

A deficiência dessa vitamina tem sido associada a danos neurológicos, demência, dormência e perda de equilíbrio. A vitamina B_{12} é também necessária para a manutenção de taxas adequadas de homocisteína (produto da quebra metabólica da metionina, um aminoácido essencial encontrado na proteína). Níveis elevados de homocisteína estão relacionados a doenças cardíacas, demência, mal de Alzheimer, AVCs, diabetes e câncer.

Um dos sinais de deficiência de B_{12} aparece na língua: sua superfície áspera e coberta de minúsculas protuberâncias torna-se lisa, macia e brilhante.

Boas fontes dietéticas de vitamina B_{12} incluem carne, laticínios, ovos e mariscos. Muitos produtos confeccionados com cereais são enriquecidos com B_{12}. As leveduras podem produzi-la também.

Em geral, a dose diária recomendada é de 100 a 500mcg por dia. Se o seu polivitamínico já contiver essa quantidade, não é necessário ingerir mais.

Selênio

Os minerais também podem ajudar a reduzir a ativação imunológica e a baixar os níveis de PCR. Um deles é o selênio, um importante elemento traço encontrado em alimentos como castanha-do-pará, carne bovina e peito de frango.

Níveis baixos de selênio têm sido associados a ataques cardíacos, câncer e outras doenças desencadeadas pela ativação imunológica. A falta de selênio parece ocorrer sempre que a produção de PCR aumenta. Taxas baixas de selênio estão vinculadas ainda a níveis mais elevados da interleucina-6, uma citocina que ativa o sistema imunológico.

Suplementos de selênio favorecem a redução dos níveis de PCR em pessoas com determinadas doenças autoimunes, como a psoríase. Acontece que doses excessivas dessa substância podem levar à intoxicação, causando queda de cabelo, enfraquecimento das unhas, erupções na pele, mau hálito (cheiro de alho) e cansaço.

Uma dosagem diária segura de selênio varia de 50 a 200mcg. Aconselha-se cautela ao comer castanhas-do-pará, pois 30g dessas sementes (cerca de seis a oito unidades) podem conter de 500 a 800mcg de selênio. Uma castanha-do-pará descascada tem cerca de 100mcg desse nutriente. Se você já está tomando um suplemento de selênio, é aconselhável comer apenas uma castanha-do-pará por dia.

Zinco

O zinco é um componente fundamental de milhares de proteínas do nosso corpo e desempenha um papel especialmente importante na imunidade. Pastilhas à base desse mineral vêm sendo usadas no tratamento de resfriados comuns.

Alimentos ricos em zinco incluem ostras, carne bovina e frango. Ervilhas, feijões, legumes e amêndoas são boas fontes vegetais dessa substância.

Entre os sinais de deficiência de zinco estão queda de cabelo, diarreia, cansaço e cicatrização lenta. Nos homens, esse mineral se concentra na próstata. Como o sêmen contém uma quantidade 100 vezes maior de zinco do que o sangue, os homens que são muito ativos sexualmente requerem uma quantidade maior desse nutriente do que a habitual. Além disso, nos dois sexos, a cafeína, o cálcio, o ferro e o fósforo podem bloquear sua absorção.

A deficiência desse mineral afeta 30 a 50% dos dependentes de álcool. Esse problema acomete também pessoas que apresentam diarreia crônica, distúrbios digestivos e dificuldade de absorver os alimentos. É mais comum entre vegetarianos, porque o zinco proveniente de fontes vegetais não é bem absorvido.

A carência de zinco é mais comum em pessoas idosas, que o absorvem com menos eficiência. Isso favorece o aumento progressivo de citocinas FNT-alfa, interleucina-6 e outras citocinas que ativam o sistema imunológico.

A deficiência de zinco pode ser uma causa comum da ativação imunológica que ocorre à medida que envelhecemos. Estudos mostram que a carência desse mineral acomete 20% dos jovens e das pessoas de meia-idade, mas está presente em 63% dos indivíduos com 90 anos ou mais.

A dose terapêutica recomendada para assegurar níveis de zinco adequados é de 10 a 20mg por dia. Pessoas com necessidades especiais (como os idosos e aquelas com distúrbios digestivos, inflamações ou que bebem em excesso) deveriam ingerir doses mais altas.

Mas a ingestão excessiva de zinco também pode causar problemas. O consumo diário de centenas de miligramas pode esgotar o cobre presente no organismo e prejudicar a função imunológica.

Magnésio

O magnésio é um mineral vital por causa da sua importância para os nervos, os ossos e a função muscular, assim como para a regularização do ritmo cardíaco. Sua carência tem sido associada a problemas como hipertensão arterial, asma, enxaqueca, prisão de ventre e osteoporose, arritmias cardíacas, diabetes e câncer. Ainda assim, nenhuma deficiência de mineral é tão mal diagnosticada quanto essa.

Os distúrbios que favorecem a perda de magnésio incluem o alcoolismo, a diarreia crônica e os problemas gastrintestinais que causam má absorção dos alimentos, o estresse excessivo e crônico e a diabetes.

Entre os alimentos ricos em magnésio estão folhas verdes, grãos integrais, nozes, legumes (feijões e ervilhas), damasco e alimentos à base de soja.

A suplementação com magnésio pode fortalecer a função imunológica, sobretudo em casos de ativação imunológica. Se você tem constipação intestinal com muita frequência, use citrato de magnésio – 150mg uma a duas vezes por dia. Caso tenha um estômago sensível e tendência à diarreia, use glicinato de magnésio – 150mg uma a duas vezes por dia. Se tomar muito e ficar com o intestino solto, reduza a dose.

(Magnésio em excesso causa diarreia e dores estomacais. Mas é difícil tomar uma dose excessiva de magnésio por via oral, exceto quando a função renal está debilitada, como é o caso de pacientes que fazem diálise.)

Glutationa

Além das vitaminas e dos minerais, muitos suplementos não vitamínicos, entre eles os aminoácidos, que são os componentes básicos das proteínas, podem ajudar a fortalecer a função imunológica.

Um dos aminoácidos mais importantes é a glutationa. Constituída de três aminoácidos lineares, ela é fabricada pelo corpo e desempenha um papel importante em muitos processos químicos do organismo, sobretudo na desintoxicação. Produz também um efeito anti-inflamatório no sistema imunológico e é conhecida por abrandar a ativação imunológica.

A glutationa pode não ser bem absorvida quando tomada por via oral. Acontece que o corpo pode ser estimulado a fabricá-la se tiver uma quantidade adequada de aminoácidos. Alguns deles vêm da família das hortaliças crucíferas, como o brócolis, a couve-flor, o repolho, a couve, etc. Comendo uma quantidade maior desses alimentos, obtemos mais glutationa.

Essa substância está disponível como suplemento com o nome de glutationa reduzida. Nessa forma, ela pode ser dissolvida na boca em vez de ser engolida, o que aumenta sua absorção através da bochecha e da gengiva. Tome de 100 a 200mg por dia.

N-acetilcisteína

A N-acetilcisteína, ou NAC, é um aminoácido que trabalha aumentando os níveis de glutationa, o que ajuda a reduzir a ativação imunológica. Como a NAC é um aminoácido, ela é bem absorvida por via oral. Essa substância funciona bem em conjunto com outro suplemento conhecido como L-carnitina.

A dose diária segura de NAC é de 500 a 2.000mg. Em excesso, essa substância pode promover a formação de cálculos renais de cisteína. Ela não é encontrada nessa forma nos alimentos, mas hortaliças da família do brócolis tem análogos da cisteína.

L-carnitina

A L-carnitina é um tipo de composto de aminoácido natural que pode fortalecer a função imunológica e tem sido fornecida a pacientes em diálise para abaixar seus níveis de PCR. Ela costuma ser prescrita em doses que variam de 2.000 a 4.000mg por dia.

Outra forma de carnitina, conhecida como acetil-L-carnitina, é absorvida de forma mais imediata, permitindo a ingestão de doses menores, entre 500 e 1.500mg por dia.

L-arginina

A L-arginina é outro aminoácido importante que reduz a ativação imunológica. Ela é útil sobretudo para pessoas com hipertensão arterial e homens com disfunção erétil, pois parece produzir um efeito semelhante ao de remédios como o Viagra.

Esse aminoácido tem sido usado também no tratamento de muitas enfermidades, como falência cardíaca, distúrbios da glândula pituitária e enxaqueca. A dosagem recomendada costuma ser de 1.500 a 6.000mg por dia.

Deve-se ter cautela em certas circunstâncias porque, se, por exemplo, uma pessoa tiver asma, a L-arginina pode agravar os sintomas. Ela também oferece risco se administrada logo após um ataque cardíaco.

Quercetina

A quercetina pertence a um grupo de substâncias conhecidas como flavonoides, que também incluem compostos cítricos, entre os quais a naringina, a rutina e a hesperidina. Ela é encontrada em diversos alimentos, como maçã, chás, cebola e brócolis. A quercetina e outros flavonoides contêm propriedades anti-inflamatórias e fortalecedoras do sistema imunológico. Geralmente, é consumida em doses de 500mg uma ou duas vezes por dia.

Ácido lipoico

Também conhecido como ácido afalipoico, esse suplemento é um composto natural à base de enxofre. Está presente em folhas verdes, como o espinafre, no brócolis, na levedura de cerveja, no tomate e na carne vermelha. O corpo usa o ácido lipoico como um catalisador para reações químicas que envolvem produção de energia e para aumentar a fabricação de glutationa. Os suplementos de ácido lipoico em cápsulas são razoavelmente bem absorvidos e podem ser úteis nos tratamentos de distúrbios autoimunes, como diabetes, esclerose múltipla e doenças degenerativas do cérebro. Para ajudar no combate à resistência à insulina, são recomendadas de 100 a 300mg duas vezes ao dia.

Picolinato de cromo

Como eu disse, o excesso de peso corporal pode ser um fator básico de ativação imunológica. Afinal, nessa situação há gordura de mais, o que aumenta a produção de citocinas que ativam o sistema imunológico, entre elas a leptina. Quando perdermos gordura, os níveis de leptina diminuem, assim como a ativação imunológica.

É importante eliminar a gordura visceral, que se instala dentro da cavidade abdominal. Esse tipo específico de gordura produz mais leptina do que qualquer outra e pode provocar mais ativação do sistema imunológico do que a gordura que se deposita sob a pele, em volta dos quadris ou na parte de trás dos braços.

O cromo é conhecido por sua capacidade de ajudar a promover o emagrecimento e a regular os níveis de açúcar no sangue, principalmente nos pacientes diabéticos. Pesquisas têm mostrado que o picolinato de cromo colabora na perda de peso e na melhora dos níveis de açúcar no sangue de portadores de diabetes tipo 2 quando ingerido em doses que variam de 400 a 1.000mcg diários num período de quatro a seis meses.

A ação do picolinato de cromo no emagrecimento e na regularização do açúcar no sangue se deve em parte a seu efeito no sistema imunológico, pois ele inibe a liberação das citocinas FNT-alfa e interleucina-6 pelas células sanguíneas brancas.

As citocinas desempenham um importante papel no chamado efeito sanfona, o círculo vicioso de perda e ganho de peso em que tantas pessoas se veem envolvidas. Esse processo é desencadeado por um aumento de citocinas que leva a pessoa de volta ao ponto em que ela começou – só que mais frustrada e desesperada.

Boas fontes de cromo são: levedura de cerveja, carne bovina, frango, fígado, ovos, ostras, germe de trigo, maçã, banana e espinafre. Para ajudar a controlar o nível de açúcar no sangue e melhorar a sensibilidade à insulina, recomendam-se doses diárias de 400 a 500mcg.

Fibras

As fibras são outro importante suplemento alimentar. Ainda assim, muitas vezes são negligenciadas. Pesquisas indicam uma relação inversa entre fibras e ativação imunológica – quanto maior a ingestão desse componente alimentar, mais branda a ativação imunológica.

As fibras são importantes por muitas razões, incluindo sua capacidade de melhorar a função intestinal e seu papel na perda de peso. As pessoas que adotam uma alimentação rica em fibras tendem a se sentir saciadas mais rapidamente e menos propensas a comer em excesso.

Provavelmente, o efeito mais importante das fibras é a promoção do crescimento de bactérias saudáveis no intestino, o que, por sua vez, ajuda a nos proteger das bactérias mais perigosas e invasivas. Como eu disse, em termos da segurança nacional do corpo, o trato gastrintestinal é uma região crucial. Criar um ambiente tranquilo e não ameaçador nessa área é imprescindível para a manutenção da paz em todo o sistema imunológico – é impossível que esse sistema fique relaxado se a todo momento o intestino desencadeia reações imunológicas.

Bactérias simbióticas e benéficas, como os lactobacilos e as bifidobactérias, alimentam-se de fibras e se desenvolvem num ambiente que lhes forneça alimentos suficientes. Ao contrário de nós, essas bactérias têm capacidade de digerir fibras, e é assim que elas obtêm energia: consumindo as fibras que não digerimos.

Quando as bactérias simbióticas proliferam no intestino e se tornam a maioria nessa região, elas expulsam as indesejadas e perigosas bactérias que competem pela mesma comida. Portanto, para promover o crescimento das bactérias saudáveis, precisamos ingerir fibras na quantidade adequada.

Podemos obter fibras facilmente com a alimentação. Elas estão presentes nas hortaliças, nas frutas e nos grãos integrais. Ainda assim, há diversos tipos de suplementos disponíveis. Sua meta deve ser ingerir cerca de 20g de fibras por dia para cada 1.000 calorias que você comer. Portanto, se você está consumindo 1.500 calorias por dia, ingira cerca de 30g de fibras por meio da dieta ou de um suplemento. Outra opção é combinar essas duas formas – se estiver comendo 15g de fibras nas refeições, acrescente outros 15g com um suplemento.

Procure suplementos de fibras que sejam naturais e livres de conservantes, substâncias aglutinadoras e ingredientes inativos ou artificiais. Para evitar prisão de ventre, beba oito copos d'água por dia juntamente com os suplementos de fibras.

Água

Embora a água não seja tecnicamente um suplemento, sua importância é crucial. Muitas vezes, as pessoas confiam na sede como uma dica para saber quando precisam beber água. Ocorre que essa sensação não surge até que o corpo já esteja com cerca de 2% de desidratação. Para alguém de 90kg, isso equivale à perda de cerca de 1,8kg de peso corporal.

Um adulto precisa de 2l, ou oito copos, de líquido por dia, que devem ser provenientes de bebidas (preferencialmente de água filtrada) e de alimentos ricos em água, como frutas e hortaliças.

Mantenha-se sempre hidratado – não espere sentir sede para beber alguma coisa. Deixe uma garrafa d'água por perto para se lembrar disso com mais facilidade. Gosto de acrescentar uma ou duas rodelas de limão à água porque, além de melhorar o sabor, elas contêm limoneno, um flavonoide natural que é encontrado nos vegetais e acalma o sistema imunológico.

Em vez de ficar controlando a quantidade de líquidos que você ingere durante o dia, use sua urina como guia. Se estiver expelindo um líquido claro ou amarelo-claro a cada duas horas, você provavelmente está se mantendo bem hidratado. A urina escura e concentrada e a capacidade de ficar quatro ou mais horas sem urinar são sinais de que é necessário aumentar a ingestão de líquidos.

Infecções crônicas

A falta de nutrientes, fibras e hidratação não é a única causa da ativação do sistema imunológico. Lembre-se de que ele evoluiu para reagir a uma ameaça real ou percebida e que esse perigo é, muitas vezes, uma infecção oculta. Portanto, para ajudá-lo a funcionar corretamente, um dos fatores mais importantes é ter certeza de que não há infecções mascaradas.

Sinais de perigo

Quase todo mundo associa uma infecção a febre, tosse, dor, erupção cutânea ou qualquer outro sinal concreto. Embora muitas pessoas tenham infecções crônicas, elas nem chegam a perceber isso porque talvez não haja sintomas evidentes do problema. Por exemplo, uma infecção estomacal comum é causada pela bactéria *H. pylori*, que afeta de 10 a 20% dos americanos e um percentual muito maior de indivíduos em países em desenvolvimento.

A *H. pylori* tem uma característica incomum. Em geral, quando engolimos um germe, ele morre rapidamente porque o estômago é muito ácido. Essa capacidade de matar microrganismos é uma das qualidades mais importantes da acidez estomacal. Ainda assim, a *H. pylori* se desenvolve no estômago, pois só consegue sobreviver num ambiente ácido.

Embora tenha sido descoberta em 1892 na Itália, somente em 1992 a *H. pylori* foi reconhecida como causadora de muitas doenças do estômago, como úlceras e câncer. Descobriu-se também que ela provoca gastrite e até doenças nos olhos, como a blefarite (vermelhidão das pálpebras) e a uveíte (doença das camadas intermediárias do olho). Ela foi também associada à deficiência de ferro e a doenças de pele, como a rosácea (manchas vermelhas no rosto).

No caso dos homens, exemplos de infecções crônicas que exigem tratamento incluem as que acometem a próstata, como a prostatite. Como essa glândula está posicionada entre a bexiga e a pele, a manifestação dos sintomas não é evidente. No entanto, esse problema afeta mais de 50% dos homens e mais de 60% dos que têm mais de 40 anos.

Outras infecções crônicas são as dos seios da face e a doença de Lyme (em geral transmitida pelo carrapato). A clamídia é também uma bactéria que dá origem a diversas enfermidades. As pessoas costumam achar que ela se dissemina apenas pelo contato sexual, porém existe outra espécie de clamídia (a *pneumoniae*) que é causa frequente de bronquite.

Muitos outros males poderiam ser doenças infecciosas que nós apenas não percebemos como tal. Alguns deles só foram conhecidos recentemente, como a doença de Whipple, um distúrbio intestinal incomum que causa má absorção e que também pode desencadear artrite e problemas no coração, nos olhos, nos pulmões e no cérebro. Embora essa doença tenha sido descoberta em 1907, a bactéria que a causa só foi identificada em 1992.

Da mesma forma, a doença da arranhadura do gato, uma infecção rara e grave resultante de arranhões desse felino, foi descrita pela primeira vez em 1889, mas o agente causador (a bactéria *Bartonella henselae*) não foi identificado até 1988.

Se você conseguir identificar, tratar e debelar essas infecções mascaradas, será capaz de fortalecer seu sistema imunológico e, dessa maneira, permitir que ele seja desativado em vez de ficar combatendo germes o tempo todo. Acontece que pode ser um pouco complicado realizar exames para verificar a presença desses distúrbios. Seria ótimo se houvesse um único teste que detectasse todas as possíveis infecções, mas não há. Cada uma delas tem que ser pesquisada individualmente. Portanto, o exame de sangue dependerá dos criminosos mais prováveis. Se você tem bronquite ou se está sempre com o nariz entupido ou escorrendo, a dica é averiguar se está com clamídia. Homens com problemas urinários devem considerar a possibilidade de prostatite. Se o problema for acidez estomacal, azia ou gastrite, o ideal é investigar a presença de *H. pylori*.

Tratando infecções com probióticos

O que você pode fazer para tratar uma infecção crônica? Até mesmo a mais preguiçosa das infecções deixa pistas quando tem alguma importância para o sistema imunológico. Por exemplo, aumento na quantidade de células sanguíneas brancas, elevação dos níveis de PCR sem motivo aparente, anormalidades no exame de urina e até tosse crônica e problemas digestivos – todos esses são sinais de infecções até então não percebidas.

Quando notam sintomas de ativação imunológica causados por uma infecção, muitos pacientes se sentem tentados a recorrer a antibióticos como uma opção de tratamento abrangente. Em alguns casos, isso pode valer a pena. Acontece que esses remédios não são adequados para a maioria das pessoas porque, como sabemos, eles produzem efeitos colaterais graves. As crianças que tomam antibióticos desenvolvem mais alergias e asma do que aquelas que não usam esse tipo de produto. As mulheres que se tratam com esses medicamentos parecem ficar mais vulneráveis ao câncer de mama.

Os antibióticos não proporcionam um tratamento inócuo, por isso devem ser avaliados e receitados com muito cuidado. Hoje em dia, há certo exagero na prescrição desses remédios, que chegam até mesmo a ser usados no combate a problemas que provavelmente não responderão a eles, como é o caso das infecções virais.

Se o seu sistema imunológico está ativado e não há explicação para isso, talvez você precise fazer um tratamento com antibióticos. Essa decisão tem que ser analisada cuidadosamente por você e por seu médico.

Há um tipo de suplemento chamado probiótico que pode ajudar a combater infecções. Enquanto o antibiótico mata todas as bactérias, o probiótico promove o crescimento das bactérias benéficas que, como já vimos, podem competir com aquelas que são perigosas e expulsá-las do organismo.

Os probióticos, muitos dos quais estão presentes em alimentos como o iogurte, incluem os acidófilos (*Lactobacillus acidophilus*), as bifidobactérias e/ou alguns dos microrganismos do solo.

Em geral, já temos grandes quantidades dessas bactérias na mucosa que reveste o trato gastrintestinal. A má notícia é que muitos fatores podem alterar esses níveis. O estresse, por exemplo, prejudica o equilíbrio das bactérias saudáveis, favorecendo a proliferação das bactérias indesejáveis. Uma alimentação deficiente também faz isso, assim como um tratamento com antibióticos, que pode matar bactérias de forma indiscriminada, eliminando inclusive as benéficas.

O antídoto para esses fatores que ativam o sistema imunológico é a ingestão de suplementos de bactérias probióticas saudáveis, que ajudam a restabelecer o equilíbrio a favor delas. Descobriu-se que esses suplementos conseguem curar todos os tipos de infecções, entre os quais diarreia, infecção no ouvido, sinusite e bronquite.

Há diversos testes que você pode realizar para verificar se tem a quantidade adequada de bactérias benéficas: exames de fezes, de urina e respiratórios.

Quando for comprar probióticos, procure por marcas de alta potência que forneçam, pelo menos, 3 a 5 bilhões de bactérias benéficas por dose. Esses produtos devem ser consumidos num período de quatro a seis semanas seguidas, especialmente em fases de estresse ou após um tratamento com antibióticos.

Fitonutrientes

Suplementos com fitonutrientes podem fortalecer a função imunológica e abrandar a ativação imunológica. "Fito", que significa vegetal em grego, corresponde a substâncias químicas vegetais que proporcionam benefícios à saúde humana. Muitos dos compostos que protegem as plantas de doenças, infecções e oxidação – e lhes dão cor e sabor – também beneficiam nossa saúde. A ciência está sempre investigando e testando novos fitonutrientes para descobrir os segredos de seus efeitos positivos. Veja alguns exemplos a seguir.

Silimarina. Princípio ativo do cardo-mariano, a silimarina tem sido usada como um fitoterápico para a hepatite crônica e a cirrose. Como ajuda a reduzir a ativação imunológica que ocorre com essas doenças crônicas, a silimarina pode impedir o dano colateral que a hiperatividade imunológica causa ao fígado. Dosagens diárias comuns variam de 160 a 480mg.

Curcuminoides. Derivados da raiz do açafrão e encontrados nos mesmos condimentos usados no curry, os curcuminoides são também muito empregados como suplemento no tratamento de doenças inflamatórias e autoimunes. O açafrão em pó é a melhor fonte de curcumina para o preparo de curry, mas cápsulas dessa substância também já estão disponíveis. Os extratos de açafrão são padronizados com 90 a 95% de curcumina, e as dosagens variam de 250 a 500mg três vezes ao dia, de acordo com a necessidade.

Genisteína. Isoflavona derivada da soja, a genisteína bloqueia a ativação imunológica quando consumida na dosagem de 10 a 20mg por dia. Está presente em alimentos feitos com soja, como tofu, *tempeh*, leite de soja e sopa de *miso*. Também é encontrada na forma de extrato em cápsulas.

Resveratrol. Esse fitonutriente, ou composto vegetal, é encontrado na casca das uvas e no vinho tinto, no mirtilo e no amendoim. Pode ser a fonte de alguns dos benefícios para a saúde observados em culturas onde o vinho é tomado durante as refeições. Desativa o sistema imunológico, é antiangiogênico (dificulta a formação de novos vasos sanguíneos) e parece ajudar na prevenção de câncer, doenças cardíacas e diabetes. O resveratrol também está disponível como suplemento. A dose diária recomendada é de cerca de 200mg.

Polifenóis. Esse é um grupo de compostos comum a muitas plantas. São responsáveis, por exemplo, pela mudança da cor das folhas no outono.

Além dos chás, outras boas fontes de polifenóis são o amendoim, a romã, a casca da maioria das frutas, o chocolate amargo, o café e o azeite de oliva extravirgem. Os polifenóis têm efeitos anticancerígenos e nos protegem das doenças autoimunes da velhice. Algumas das melhores maneiras de obter essas substâncias são: beber três xícaras de chá verde por dia ou uma xícara de café puro (pode ser descafeinado) ou comer de 60 a 100g de chocolate amargo. O vinho tinto também é fonte de polifenóis, mas deve ser consumido com moderação.

Licopeno. Esse fitonutriente é encontrado no tomate (sobretudo quando cozido) e em outras hortaliças vermelhas. Pode exercer um papel importante no abrandamento de doenças inflamatórias e autoimunes. Está presente em muitos suplementos, com dosagens diárias que variam de 20 a 40mg.

Quase todos os dias, pesquisas científicas acrescentam novas informações à enciclopédia de compostos que beneficiam nossa imunidade. Essas substâncias nos proporcionarão poderosas ferramentas para controlar nossa saúde por meio do fortalecimento da função do sistema imunológico.

Remédios

Há medicamentos comuns – incluindo alguns que são comprados livremente e outros que requerem receita médica – que podem ser usados para alterar nosso organismo e fortalecer o sistema imunológico.

O mais simples deles é a aspirina, que historicamente tem sido usada para reduzir a febre porque impede o sistema imunológico de produzir pirogênios, as citocinas que desencadeiam o aumento da temperatura corporal. Esse medicamento também baixa os níveis de PCR, e esse é um dos motivos pelos quais é usado para prevenir ataques cardíacos e AVCs.

Pesquisas indicam que a aspirina poderia até produzir efeitos mais amplos de ativação imunológica, entre eles o de bloquear o desenvolvimento do câncer e de agir como antiangiogênico. Já foi constatado também que ela reduz o risco de câncer de cólon e o crescimento de pólipos nesse órgão. Por isso, além de simples e barata, a aspirina é muito eficaz.

Entre os remédios mais novos e mais caros – mas não necessariamente mais eficazes – para regular nosso organismo e o sistema imunológico estão aqueles que contêm estatina, como o Lipitor, o Zocor e o Pravacol. Esses medicamentos ganharam destaque por sua capacidade de reduzir o colesterol. Entretanto, parece que eles também inibem a atividade do sistema imunológico e podem baixar os níveis da proteína C-reativa. Estudos mostram que é adequado tratar com estatinas uma pessoa que apresente um nível elevado de PCR, ainda que seu colesterol esteja normal.

No entanto, assim como os antibióticos, as estatinas não são indicadas para todas as pessoas. Elas podem produzir efeitos colaterais incomuns e graves, entre eles problemas no fígado, danos aos músculos e nervos e até amnésia. Portanto, tenha cuidado e converse com seu médico antes de decidir tomá-las.

Até os medicamentos mais poderosos podem reduzir a ativação imunológica. Muitos deles são usados para impedir a rejeição de um órgão transplantado. Essas substâncias – entre elas metrotexato, imuran, ciclosporina, infliximabe (Remicade), etanercepte (Enbrel) e adalimumabe (Humira) – são agora empregadas no tratamento de problemas autoimunes, como as doenças intestinais inflamatórias, a psoríase e a artrite reumatoide. A notícia ruim é que elas podem causar perigosos efeitos colaterais, além de desativar o sistema imunológico a ponto de tornar o organismo vulnerável a infecções graves. De fato, quem toma esses remédios fica mais sujeito a contrair todo tipo de infecção, até mesmo aqueles que normalmente não ofereceriam riscos.

O número de pesquisas científicas sobre como controlar e fortalecer a função imunológica não para de crescer. Quando as peças finais estiverem encaixadas, teremos mais controle sobre o sistema imunológico, e isso nos permitirá ficar livres de infecções, evitar o desenvolvimento de doenças e, quem sabe, até interromper e reverter o processo de envelhecimento.

Tenha em mente que nem todas as pessoas necessitam tomar todos os suplementos. Leia o texto a seguir como se ele fosse um cardápio, analisando as possibilidades e escolhendo a mais adequada para você – embora, no final, eu faça recomendações para todas as pessoas.

Quando se trata de fortalecer o sistema imunológico, um dos maiores desafios é saber que medidas específicas devemos tomar. Se você tentasse pesquisar, encontrar e ingerir todos os suplementos listados, não sobraria tempo na sua vida para mais nada. Tampouco você conseguiria fazer todos os exames – provavelmente ficaria anêmico se tirasse tanto sangue. Mas é preciso que haja uma forma de descobrir como proceder para melhorar sua função imunológica.

Por sorte, ela existe. Medir seu nível geral de ativação imunológica é a maneira mais confiável de descobrir se você está com uma doença. Em Canyon Ranch, usamos o teste de PCR-us (ultrassensível). Nosso objetivo é baixar esse marcador o máximo possível e alcançar, preferencialmente, menos de 0,7mg por litro. Já foram constatados níveis de PCR menores que 0,2mg por litro em pessoas muito saudáveis.

Seu médico pode pedir que você faça um exame de sangue para aferir seu nível de PCR. Com esse resultado, decidam juntos com que intensidade você seguirá o Passo Sete – Fortaleça-se. Se o seu nível de PCR for 0,6 ou menor, ótimo. Continue assim. Mas, caso ele esteja entre 0,6 e 3, converse com seu médico sobre a possibilidade de você tomar diariamente doses baixas de suplementos – por exemplo, uma cápsula de óleo de peixe, um polivitamínico com mais uma vitamina D e talvez um probiótico.

Caso o seu PCR esteja acima de 3, você está correndo um risco maior e, por isso, precisa de uma abordagem mais completa. Peça ao médico que o oriente a ingerir quantidades adequadas de cromo, magnésio, selênio, zinco, fibras, óleo de peixe e das vitaminas D, C, E, B_6 e B_{12}.

Se o seu PCR estiver extraordinariamente elevado (acima de 10, por exemplo) como consequência de uma grave doença inflamatória, solicite ao médico instruções para acrescentar o consumo de uma mistura de suplementos fitoterápicos que ajude a reduzir o nível de ativação imunológica.

Primeiros passos para fortalecer o sistema imunológico

1. Armazene os dados de referência dos seus níveis de PCR. Tome essa iniciativa já na próxima vez que fizer exames médicos. Crie uma planilha ou um diário para registrar os resultados dos níveis de PCR de todos os seus exames. Anote também os remédios, suplementos e vitaminas que você toma. Desse modo, conseguirá monitorar a alteração das suas taxas de PCR ao longo do tempo.

2. Calcule a proporção entre sua cintura e seu quadril. Essa é uma boa maneira de você descobrir se está correndo risco por ativação imunológica. Faça isso em casa usando uma fita métrica.

Tire duas medidas. Primeiro, meça a circunferência da cintura, posicionando a fita em volta do abdômen, na altura do umbigo. A fita tem que estar apertada o suficiente para pressionar um pouco a pele sem afundá-la. Em seguida, repita esse procedimento nos quadris.

Agora, divida a medida da cintura pela dos quadris. Por exemplo: dividindo 82cm por 99cm, temos 0,82. A meta é ligeiramente diferente para homens e mulheres. No caso deles, o resultado deve ser menor do que 0,9; para elas, tem que ser inferior a 0,8.

Quem apresenta resultados acima desses patamares tende a acumular gordura no abdômen. O corpo dessas pessoas produz mais citocinas imunoativadoras, como a leptina. Nesse caso, é fundamental a ingestão de cromo, fibras e óleo de peixe.

(Muitas vezes, a proporção cintura/quadril é bastante baixa porque os quadris são muito largos. Algumas pessoas, sobretudo mulheres, ficam incomodadas com isso, mas não deveriam. Quadris largos costumam indicar que a proporção entre eles e a cintura é pequena, o que por sua vez corresponde a níveis de PCR mais reduzidos e a menos ativação imunológica.)

3. Acrescente uma coluna à sua planilha. Medidas importantes, entre elas seu peso e a largura da sua cintura e do seu quadril, devem constar de seu diário ou de sua planilha. Esses dados serão úteis na avaliação do seu Programa da UltraLongevidade.

4. Registre o total diário de cada suplemento que você ingerir. Lembre-se de que você pode estar ingerindo suplementos de fontes diversas. Por exemplo, some a quantidade de vitamina D presente em seu polivitamínico com a quantidade desse nutriente que você ingere sob outras formas e em sua dieta.

5. Guarde os resultados de exames de sangue importantes. Inclua na sua planilha ou no seu diário todo tipo de exame de sangue que possa ser importante, como o que mostra a contagem de células sanguíneas brancas ou sua taxa de sedimentação.

Diretrizes gerais

Veja a seguir orientações gerais para fortalecer o sistema imunológico.

Para todas as pessoas

- É importante que você tome um polivitamínico.
- Consuma 20g de fibras para cada 1.000 calorias que você ingerir por dia.
- Beba água com frequência.
- Se você vive em uma região de clima temperado ou não toma sol diretamente todos os dias, passe a ingerir mais vitamina D.
- Caso você não coma peixes pequenos e gordurosos mais de duas vezes por semana, comece a consumir suplementos de óleo de peixe.

Para situações especiais

- Se na sua família houver histórico significativo de mal de Alzheimer e seus níveis de PCR não forem ideais, tome, além de um polivitamínico, as vitaminas C e E e um complexo B.
- Caso você apresente um problema digestivo que cause diarreia ou fezes moles ou se for diabético, passe a consumir mais zinco.
- Se você tende a acumular gordura no abdômen (verifique medindo a proporção cintura/quadril), acrescente cromo a seu programa.
- Caso sua pressão arterial seja limítrofe ou alta, considere a possibilidade de tomar L-arginina, sobretudo se você é do sexo masculino e tem disfunção erétil.
- Se você tem problemas digestivos, irritação intestinal, doenças intestinais inflamatórias ou qualquer outro distúrbio inflamatório, como asma ou artrite, passe a consumir um probiótico todos os dias.

- Caso você seja diabético, acrescente ácido lipoico, L-carnitina, zinco, magnésio e até arginina (sobretudo se a sua pressão arterial for limítrofe ou alta).
- Se você tem prisão de ventre, asma ou enxaqueca, ingira magnésio.
- Caso você tenha hepatite crônica ou outros problemas no fígado, procure consumir cardo-mariano (silimarina).
- Se você toma regularmente um anti-inflamatório ou um analgésico, como o acetaminofeno, tome NAC.

Tomando essas medidas para melhorar seu organismo e fortalecer a função do sistema imunológico, você conseguirá reduzir o nível de ativação imunológica e, assim, evitar o desenvolvimento de doenças e desacelerar o processo de envelhecimento.

Um dia do Programa da UltraLongevidade

~

Como é seguir o Programa da UltraLongevidade? Imagine o seguinte cenário:

Você acorda de manhã após uma longa e relaxante noite de sono. Agora já sabe que o sono profundo – aquele que ocorre pouco antes do despertar – é o mais valioso e, como acabou de ter uma boa dose dele, está se sentindo ótimo, rejuvenescido e preparado para enfrentar qualquer coisa que seu dia lhe traga.

Antes de sair da cama, faz alguns exercícios respiratórios – pelo menos três boas e profundas inspirações e, depois, uma breve meditação. Como a manhã é um dos poucos momentos de tranquilidade do dia, você dedica alguns instantes à contemplação de algo relaxante. Ou recita um mantra seguindo o ritmo da sua respiração, afinal um pensamento positivo nessa hora pode estabelecer o tom para o resto do dia.

Se você acorda ao lado de alguém, sabe que esse é um excelente momento para ajudar essa pessoa a começar bem o dia. Assim, lhe diz uma palavra carinhosa, a abraça e demonstra seu amor.

Depois, se levanta lentamente e se alonga duas vezes. Estende os braços para o alto, bem acima da cabeça, o máximo possível. Em seguida, afasta um pouco as pernas e arqueia as costas ligeiramente. Enquanto faz isso inspira de maneira consciente algumas vezes. Você sabe que esse é o momento apropriado para fazer uma afirmação otimista, isto é, para assumir um compromisso positivo consigo mesmo: se exercitar todos os dias e adotar um estilo de vida saudável.

Talvez você seja responsável por acordar outras pessoas na casa. Nesse caso, não as desperta de forma estridente, e sim com uma mensagem de amor.

Depois, toma um copo d'água – afinal, já se passaram muitas horas desde que você bebeu alguma coisa – e vai para o banheiro fazer a higiene matinal.

Nos dias em que não está com pressa, você faz a dança da esteira ergométrica ou a da aula aeróbica em casa. Você sabe que esse é o momento ideal para se exercitar. Além de ajudá-lo a despertar, a atividade física aumenta sua frequência cardíaca.

Terminada a dança, você toma alguns de seus suplementos diários, seu probiótico e sua vitamina D. Depois, vai para o banho e canta no chuveiro.

Para o café da manhã, você escolhe uma das opções do Plano de Refeições de Oito Dias. Come sentado, com atenção, mastigando muito bem cada porção – nem pensa em se alimentar de pé ou enquanto se encaminha para a porta.

Nessa refeição, você bebe alguma coisa, como uma xícara de chá ou de café (cafeína só agora, de manhã). Se está comendo com outras pessoas, demonstra quanto gosta delas. Quando está sozinho, aproveita o momento para pensar sobre seus sentimentos positivos.

Se você tem bichinhos de estimação, dedica alguns instantes a lhes dar um pouco de amor e carinho. E os animais mostram imediatamente que também o amam. Eles sempre fazem isso.

Por fim, chega a hora de dar início às suas atividades. Não importa se esse é um dia para descansar, resolver pendências ou trabalhar, você coloca o podômetro no bolso ou na bolsa e sai. Tenta andar o máximo possível, seja acompanhando os filhos à escola ou subindo a pé os dois lances de escada para seu escritório em vez de usar o elevador.

A manhã voa. Logo chega a hora do lanche, que hoje é uma banana. E você continua a respirar atentamente – para e observa se sua respiração está relaxada, lenta e profunda o suficiente.

Para tornar seu local de trabalho agradável, você o enfeita com flores. Tem também o cuidado de manter as janelas abertas para deixar o ar fresco entrar sempre que possível.

Pouco antes da hora do almoço, toma mais suplementos, como o óleo de peixe (ingeri-lo minutos antes de se alimentar evitará que o gosto de peixe permaneça na sua boca). Se você está fazendo uso de um polivitamínico duas vezes ao dia, ingere a primeira cápsula nesse momento, assim como os aminoácidos ou os fitoterápicos.

No almoço, saboreia um sanduíche de peru com toda a atenção – come sem pressa e mastiga muito bem.

Depois do almoço, dá uma breve caminhada. Em determinado momento, se sente cansado, o que é normal após uma refeição. Para combater isso, bebe bastante água. Você sabe que é importante se hidratar para ajudar na digestão e no processamento da comida. E também evita se sentar porque, se fizer isso, seu organismo desacelerará e talvez você perca a concentração.

De volta ao trabalho, fecha a porta da sala e faz alguns movimentos para alongar as costas, colocando as mãos nos quadris e estendendo o tronco enquanto olha para o teto. Depois, tenta tocar os dedos dos pés ou, pelo menos, se inclina na direção deles. Também afasta um pouco as pernas, mantendo--as alinhadas com os ombros. Em seguida, gira o tronco para a direita e depois para a esquerda, o que ajuda a alinhar a espinha dorsal.

No meio da tarde, surge a vontade de comer alguma coisa – hoje você saboreia uma barra de cereais light.

No final do dia de trabalho, compra algumas coisas para o jantar. Também para numa clínica veterinária para ver filhotinhos de cachorro brincando. E continua a andar, registrando seus passos no podômetro.

Antes do jantar, você toma a segunda cápsula de polivitamínico, assim como o segundo probiótico do dia e mais óleo de peixe.

Sua escolha para o jantar é uma das receitas do Plano de Refeições de Oito Dias – o prato desta noite é Fajitas de Frango. Para criar um clima agradável, você acende uma vela e coloca uma música agradável. Como é melhor comer acompanhado, você convida um amigo ou faz essa refeição com seu companheiro. Curte o momento em que estão juntos e fica feliz por ter alguém em sua vida. No entanto, quando está sozinho, torna o jantar especial apenas para você.

Depois de comer, você verifica o podômetro para saber como foi sua atividade física naquele dia. Constata que deu apenas 8 mil passos. Por isso sai para dar uma volta e completar os 2 mil passos que faltam. A caminhada ajuda na digestão e o impede de se sentir cansado.

Ao retornar você faz algumas anotações no diário. Como está se sentindo? Como está sua saúde? Quais são seus planos para o dia seguinte?

Toda noite você escolhe uma maneira diferente de acalmar seu sistema imunológico. Hoje, tomará um banho de banheira. Antes, porém, bebe uma xícara de chá de camomila só para garantir que ficará de fato relaxado. Você está desacelerando o ritmo e se preparando para a hora de dormir. Nesse momento, pode se parabenizar: você se saiu bem hoje. Após o banho, uma boa forma de se premiar é recitar o mantra do sono e criar aquele maravilhoso e aconchegante momento antes de adormecer. Você verifica se o quarto está escuro e silencioso e logo dorme.

A próxima coisa que você perceberá é que está acordando e curtindo os últimos instantes de um sono matinal profundo e relaxante – exatamente aquele momento em que começamos.

Algumas pessoas me dizem que são ocupadas demais para cuidar de si mesmas. Sim, todos nós temos muitas coisas para fazer. Mas isso não significa que não possamos ser saudáveis também.

Nenhuma das sugestões do Programa da UltraLongevidade requer muito tempo e quase todas elas podem ser encaixadas na sua rotina diária. Por exemplo, além de ter feito todas as coisas que mencionei naquele cenário hipotético, você poderia ter participado de três reuniões, discutido com alguém numa loja, escrito cinco relatórios, conversado com 10 pessoas, atendido 15 telefonemas, levado seu cachorro para passear e ajudado seus filhos com o dever de casa.

Geralmente as pessoas adotam uma abordagem reativa em relação à própria saúde. Elas esperam até que alguma coisa dê errado para entrar em ação. Aguardam até sofrerem um ataque cardíaco ou até que um câncer surja. Só então tentam cuidar do problema. Muitas vezes, nesses casos, já é tarde demais.

O caminho para a saúde é agir, e não fugir. Se você seguir os Sete Passos para a UltraLongevidade, tomará para si a responsabilidade por melhorar sua saúde e desacelerar o processo de envelhecimento. Assim, terá uma vida longa e a mais saudável possível.

PARTE III

O PLANO DE REFEIÇÕES DE OITO DIAS PARA A ULTRALONGEVIDADE

~

Oito dias de uma dieta saudável

~

Para viver uma vida longa e saudável, você precisa saber *como* se alimentar da forma correta. Mas isso nem sempre significa saber *o que* comer. Ou seja, talvez você já saiba que deve mastigar os alimentos devagar e ao máximo, distribuir a ingestão de calorias ao longo do dia e curtir a companhia de alguém durante as refeições – porém, isso ainda não responde à pergunta sobre quais alimentos específicos escolher.

Foi por isso que elaborei o Plano de Refeições de Oito Dias – ele combina a ciência da UltraLongevidade com os princípios da alimentação saudável. As refeições são nutritivas e deliciosas. Cada cardápio prevê a ingestão de cerca de 1.700 calorias por dia. O ideal é que o tamanho das porções esteja ajustado para atender suas necessidades calóricas diárias, que podem ser determinadas por seu médico ou nutricionista.

Essas refeições fornecem também cerca de 30g de fibras por dia, o que é de fundamental importância para a saúde. Você descobrirá ainda que, com essa alimentação rica em fibras, se sentirá saciado apesar de ter consumido menos calorias do que costumava ingerir.

Atenção: esses cardápios não são de fast-food. Fazer compras, preparar e cozinhar refeições saudáveis é algo que requer tempo e disposição, mas há recompensas – um sistema imunológico mais saudável e uma vida mais longa.

É quase certo que ninguém vai comer todos os pratos sugeridos dia após dia. Em todo caso, se alguém fizer isso, estará se alimentando muito bem. Essas refeições são indicadas como diretrizes para o que você pode fazer se for bastante eficiente na cozinha.

Esses cardápios admitem trocas e adaptações. Por exemplo, se houver uma receita para o jantar que você, sua família ou seus amigos tenham adorado, faça-a com mais frequência.

Tenha em mente também que muitas pessoas preparam uma refeição numa noite e voltam a comer o que sobrou dela no dia seguinte ou em outros dias. Conheço uma família que sempre dobra a receita e come o mesmo prato por vários dias seguidos.

Use o bom senso. É claro que você não pretende fazer comida suficiente para uma semana em apenas uma noite. Entretanto, não se esqueça de que ter um pouco mais de trabalho num único dia poderá deixá-lo longe da cozinha no dia seguinte.

Além disso, muitos desses pratos podem ser preparados com antecedência e armazenados. Você poderá cozinhar quando tiver tempo e guardar ou congelar refeições e lanches para comer depois. Outra opção é dobrar ou triplicar os ingredientes das receitas para ter comida suficiente para muitos dias. Poucas pessoas dispõem de tempo e dos recursos para preparar refeições todas as noites e para o mesmo número de pessoas. Cozinhe quando puder e saboreie suas criações quando desejar.

Veja a seguir informações básicas sobre o Plano de Refeições de Oito Dias e algumas orientações que vão ajudá-lo na compra dos ingredientes e na organização dos cardápios.

- Essas refeições contêm cerca de 20g de fibras dietéticas para cada 1.000 calorias.
- Os condimentos e os outros ingredientes escolhidos ajudam a melhorar o sistema imunológico.
- As refeições são compostas geralmente de 55% de carboidrato, 25% de gordura e 20% de proteína. Além disso, apresentam baixo teor de gordura saturada (animal).
- As calorias provenientes da gordura devem ser de fontes como azeite de oliva extravirgem, nozes (gorduras monoinsaturadas), linhaça e outros ácidos graxos ômega-3 (como os de peixe), que ajudam a melhorar a função imunológica.
- Procure comer peixe mais de duas vezes por semana.
- Prefira grãos integrais a grãos refinados – por exemplo, farinha de trigo integral à farinha de trigo comum, arroz integral a arroz branco, farelo de aveia à aveia refinada.
- A quantidade de fibras deve exceder a de açúcar em qualquer alimento comprado pronto.
- Evite a todo custo as gorduras "trans", ou hidrogenadas.
- Privilegie produtos naturais ou orgânicos que sejam integrais ou minimamente refinados.

- Cuidado com os alimentos processados.
- As lojas de produtos naturais ou que têm seções de alimentos integrais fornecem mais opções. Em muitos desses estabelecimentos, há também lanchonetes que vendem refeições saudáveis e bem preparadas.
- Os cereais do café da manhã têm que conter mais fibras do que açúcar e devem ser naturais e livres de conservantes.
- Fique atento aos adoçantes e seus muitos nomes: xarope de milho de alta frutose, suco de fruta concentrado, melado, mel, caldo de cana, etc.

Sinta-se livre para inventar suas próprias receitas de acordo com essas diretrizes. Se gostar delas, anote-as para repeti-las depois. Seja criativo.

Outros pontos que você deve ter em mente:

- Os lanches são permitidos, mas não são obrigatórios. Deixe sua fome ser seu guia. Isso também se aplica à sobremesa. Nenhuma lei diz que toda refeição deve ser acompanhada de sobremesa. Na verdade, alguns cardápios de jantar não incluem sobremesa para ajudá-lo a evitar que essa tentação se torne um hábito.
- Beba bastante líquido às refeições. A água é a melhor opção – para lhe dar um pouco de sabor, adicione uma rodela de fruta, como limão. Outras opções são chá, café e água mineral gasosa (mas limite a ingestão de cafeína após o almoço).
- Ao escolher sucos, procure os naturais, sem adição de açúcar. Essas bebidas também podem ser misturadas à água pura ou à água mineral gasosa para reduzir a ingestão de açúcar e, ao mesmo tempo, melhorar sua hidratação.
- Coma devagar e mastigue bem os alimentos. Você dedicou um bom tempo ao preparo de uma deliciosa refeição, então procure saboreá-la.
- Compartilhe suas criações culinárias com amigos e familiares. É mais fácil cozinhar para mais de uma pessoa, e a maioria das receitas rende várias porções. Caso seus amigos não possam acompanhá-lo, guarde o que sobrar na geladeira ou no freezer.
- Se você já comeu várias vezes os pratos sugeridos neste livro e está ficando um pouco entediado, crie outros. Você já aprendeu o suficiente sobre alimentação saudável para inventar suas próprias receitas de acordo com os princípios da UltraLongevidade.

Pense nisto: além de saborear esses pratos maravilhosos que são tão benéficos e nutritivos, você estará se mantendo jovem ao comê-los. Alimente-se bem e viva muitos anos. Bom apetite!

DIA UM

~

Café da manhã

Omelete de Claras com Hortaliças

Sirva com ¼ de xícara do seu molho de tomate orgânico favorito e 1 fatia de torrada integral.

3 claras

½ colher de chá de óleo de canola

¼ de xícara de pimentão cortado em cubos

1 colher de sopa de cebolinha verde picada

½ xícara de cogumelos brancos fatiados

¾ de tomate médio cortado em cubos

1 colher de sopa de queijo parmesão light ralado

1. Em uma tigela pequena, bata as claras em neve.
2. Unte ligeiramente uma frigideira com óleo de canola e refogue as hortaliças em fogo médio até ficarem macias.
3. Despeje as claras batidas sobre as hortaliças. Quando as claras começarem a cozinhar, use uma espátula para levantar uma das beiradas para que a parte crua escorra para baixo das hortaliças. Assim que a mistura estiver inteiramente cozida, polvilhe o queijo parmesão sobre as hortaliças, retire a frigideira do fogo e dobre a omelete ao meio. Sirva imediatamente.

Nota: Use as hortaliças de sua preferência.

Rendimento: 1 porção contendo aproximadamente:

130 calorias • 9g de carboidrato • 5g de gordura • 8mg de colesterol • 15g de proteína • 230mg de sódio • 2g de fibras

Sem o queijo parmesão light

95 calorias • 8g de carboidrato • 3g de gordura • 0mg de colesterol • 11g de proteína • 145mg de sódio • 2g de fibras

Nota nutricional: Omelete de Ovo Inteiro com Hortaliças (3 ovos, sem queijo). Contém aproximadamente 260 calorias, 17g de gordura, 639mg de colesterol.

Lanche da manhã

⅛ de xícara (2 colheres de sopa) de nozes.

Almoço

Sopa de Tortilha

Óleo de canola para untar
4 tomates italianos grandes fatiados
2 cebolas médias fatiadas
½ colher de sopa de azeite de oliva
½ xícara de aipo cortado em cubos
1 colher de chá de pimenta *jalapeño* picada
¼ de xícara de pimenta chili picada
1 colher de chá de alho picado
½ colher de chá de pimenta chili em pó
2½ colheres de chá de cominho em pó
1 colher de chá de coentro desidratado
2 colheres de sopa de massa de tomate
¼ de colher de chá de açúcar
1l de caldo de hortaliças (veja a receita na página 206) ou de caldo de vegetais pronto (com baixo teor de sódio)
1 colher de chá de sal, opcional
6 colheres de chá de creme de leite fresco light
6 colheres de sopa de queijo parmesão light ralado
1 tortilha (preferencialmente de milho) cortada em tirinhas
3 colheres de sopa de coentro fresco picado

1. Preaqueça o forno a 180°C.
2. Unte uma assadeira com óleo de canola. Coloque o tomate e a cebola na assadeira e mantenha no forno por 15 a 20 minutos ou até que as hortaliças comecem a dourar.
3. Enquanto isso, aqueça o azeite de oliva em fogo médio e acrescente o aipo, a pimenta *jalapeño* e a pimenta chili. Abaixe o fogo e cozinhe por 2 a 3 minutos. Junte o alho e cozinhe por mais 2 minutos ou até que comece a dourar. Adicione os condimentos em pó (pimenta chili e cominho) e o coentro e deixe por mais 1 minuto. Junte a massa de tomate e o açúcar e cozinhe por 3 a 4 minutos, até que escureça um pouco. Para evitar que grude na panela, coloque um pouco d'água. Acrescente a cebola e o tomate assados e misture bem. Incorpore o caldo de hortaliças e ferva em fogo baixo. Cozinhe por mais 5 minutos. Espere esfriar. Se quiser, tempere com sal.
4. Bata no liquidificador ou no processador de alimentos até obter um creme. Coe se desejar.
5. Enfeite cada porção com 1 colher de chá de creme de leite fresco light, 1 colher de sopa de queijo parmesão light ralado, 1 colher de sopa de tirinhas de tortilha e ½ colher de sopa de coentro picado.

Rendimento: 6 porções (½ xícara). Cada porção contém aproximadamente:

115 calorias • 20g de carboidrato • 3g de gordura • 4mg de colesterol • 5g de proteína • 359mg de sódio • 4g de fibras

Caldo de Hortaliças

2 alhos-porós de tamanho médio, lavados e picados

4 cebolas picadas

6 cenouras descascadas e picadas

1 aipo pequeno picado

1 molho pequeno de salsinha picada

3 folhas de louro

2 colheres de chá de manjerona desidratada

½ colher de chá de tomilho desidratado

4 litros de água fria

1. Misture todos os ingredientes em uma panela grande e ferva. Abaixe o fogo e, com a panela destampada, cozinhe por 1 hora. Retire a espuma que se formar na superfície. Não mexa e não deixe ferver outra vez. Espere esfriar um pouco para facilitar a manipulação.
2. Forre uma peneira ou um escorredor com um pano e coloque esse recipiente sobre uma tigela grande na pia da cozinha. Coe o caldo, despejando-o devagar e sem balançar para não movimentar os sedimentos. Descarte os resíduos. Deixe esfriar.
3. Leve à geladeira ou ao freezer em porções pequenas.

Nota: Para um caldo mais doce, acrescente pimentões, abobrinha e abóbora. Não use repolho, alface nem berinjela, pois essas hortaliças deixam um sabor amargo. Se preferir, compre caldo de vegetais pronto.

Rendimento: 16 xícaras (250ml). Cada uma delas contém aproximadamente:
10 calorias • 3g de carboidrato • Gordura (traço) • 0mg de colesterol • Proteína (traço) • 21mg de sódio • Fibras (traço)

Wrap **de Hortaliças Grelhadas**

1 pimentão vermelho médio
1 pimentão amarelo médio
1 berinjela pequena
2 cogumelos *portobello* grandes
4 rodelas de abacaxi fresco com 1,5cm de espessura
1 colher de sopa de vinagre balsâmico
1 colher de sopa de orégano desidratado
1 colher de sopa de manjericão desidratado
4 tortilhas de trigo integral com cerca de 22cm de diâmetro
4 xícaras de alface-romana picada

1. Preaqueça a grelha.
2. Corte os pimentões em 4 pedaços e remova as pontas e as sementes. Descasque a berinjela e fatie no sentido do comprimento. Retire os caules dos cogumelos *portobello*.

3. Grelhe as hortaliças e as rodelas de abacaxi até ficarem macias. Retire da grelha e deixe esfriar.
4. Remova qualquer pedaço de casca solta dos pimentões. Corte as hortaliças em tiras pequenas e finas e pique o abacaxi. Misture tudo em uma tigela com o vinagre balsâmico, o orégano e o manjericão.
5. Disponha as tortilhas em uma superfície plana. Coloque 1 xícara de hortaliças e 1 xícara de alface-romana em cada uma delas. Enrole as tortilhas dobrando cuidadosamente as pontas e, em seguida, divida-as ao meio cortando na diagonal.

Rendimento: 4 porções. Cada uma delas contém aproximadamente:

320 calorias • 60g de carboidrato • 6g de gordura • 0mg de colesterol • 10g de proteína • 453mg de sódio • 7g de fibras

Lanche da tarde

1 ou 2 barrinhas de cereais light.

Jantar

Rolinhos de Couve-chinesa com Molho Oriental

½ xícara de cenoura cortada em tiras finas

½ xícara de pimentão vermelho cortado em cubos

½ xícara de aipo cortado em tiras finas

½ xícara de cogumelos *shiitake* fatiados

½ xícara de brotos de feijão

1½ xícara de *edamame* (soja verde e fresca, ou feijão-de-soja japonês) sem casca

1 colher de sopa de óleo de canola

1 colher de sopa de óleo de gergelim

¾ de xícara de molho oriental (veja a receita a seguir)

8 folhas grandes de couve-chinesa

2 xícaras de arroz integral cozido

1. Em uma tigela grande, misture a cenoura, o pimentão vermelho, o aipo, os cogumelos *shiitake*, os brotos de feijão e o *edamame*. Leve para cozinhar no vapor (com o recipiente tampado) por 5 minutos.
2. Coloque as hortaliças de volta na tigela. Acrescente o óleo de canola, o óleo de gergelim e 3 colheres de sopa do molho oriental e misture bem.
3. Cozinhe as folhas de couve-chinesa no vapor por 1 minuto ou até que estejam macias.
4. Disponha 1 folha da couve-chinesa sobre uma superfície plana e cubra com ½ xícara do recheio de hortaliças. Enrole. Repita o procedimento com as folhas restantes.
5. Para cada porção, coloque ½ xícara de arroz integral no centro de um prato. Posicione 2 rolinhos de couve-chinesa em cada lado da porção de arroz e sirva 2 colheres de sopa de molho oriental à parte em tigelinhas individuais.

Rendimento: 4 porções. Cada uma delas contém aproximadamente:

305 calorias • 39g de carboidrato • 12g de gordura • 0mg de colesterol • 13g de proteína • 632mg de sódio • 6g de fibras

Molho Oriental

½ xícara de molho de soja com baixo teor de sódio

2 colheres de sopa de açúcar

¼ de xícara de vinagre de arroz

1 colher de sopa de óleo de gergelim

½ xícara de saquê

⅓ de xícara de água

⅓ de xícara de ketchup

1 pitada de coentro desidratado

1 pitada de gengibre em pó

¼ de colher de chá de pimenta chili em flocos

¼ de xícara de alho-poró picado

2 colheres de chá de alho picado

2 colheres de chá de gengibre fresco picado

2 colheres de sopa de água

2 colheres de sopa de molho de soja com baixo teor de sódio

1. Em uma panela grande, misture ½ xícara de molho de soja, o açúcar, o vinagre de arroz, o óleo de gergelim, o saquê e ⅓ de xícara de água e deixe ferver. Acrescente o ketchup, o coentro, o gengibre em pó e a pimenta chili. Cozinhe em fogo baixo por 10 minutos. Retire do fogo.
2. Em uma tigela pequena, misture o alho-poró, o alho, o gengibre fresco, 2 colheres de sopa de água e 2 colheres de sopa de molho de soja. Adicione aos ingredientes que foram ao fogo e mexa bem. Guarde na geladeira em um recipiente tampado.

Rendimento: 16 porções (2 colheres de sopa). Cada uma delas contém aproximadamente: 35 calorias • 4g de carboidrato • Gordura (traço) • 0mg de colesterol • Proteína (traço) • 288mg de sódio • Fibras (traço)

Linguado com Salada de Pimentão Vermelho e Capim-limão

Salada de pimentão vermelho e capim-limão

3 pimentões vermelhos assados e cortados em fatias finas

3 colheres de sopa de capim-limão picado

1 ½ colher de sopa de vinagre de xerez

¾ de colher de chá de sal

¼ de colher de chá de pimenta-do-reino

Linguado

4 filés de linguado com cerca de 120g cada um

¼ de colher de chá de sal

¼ de colher de chá de pimenta-do-reino

1 colher de sopa de azeite de oliva

1. Em uma tigela média, junte todos os ingredientes para a salada e misture bem. Reserve.
2. Tempere os filés de linguado com o sal e a pimenta-do-reino.
3. Em uma frigideira grande, aqueça o azeite de oliva e doure os dois lados do peixe por 3 a 5 minutos de cada lado ou até que o linguado esteja totalmente cozido.
4. Sirva cada filé de peixe com ⅓ de xícara de salada de pimentão vermelho e capim-limão.

Rendimento: 4 porções. Cada uma delas contém aproximadamente:

180 calorias • 9g de carboidrato • 6g de gordura • 54mg de colesterol • 23g de proteína • 461mg de sódio • 2g de fibras

Sobremesa

Tortinhas de Maçã e Mirtilo

8 colheres de chá de granola

4 colheres de chá de suco de maçã

2 colheres de chá de óleo de canola

1 ½ xícara de maçã picada

1 xícara de mirtilos

½ xícara de suco concentrado de maçã

1. Preaqueça o forno a 180°C.
2. Em uma tigela pequena, misture a granola, o suco de maçã e o óleo de canola até que a massa se esfarele com facilidade. Reserve.
3. Coloque ⅓ de xícara da maçã picada e ¼ de xícara de mirtilos em uma forminha de pudim. Regue com 2 colheres de sopa de suco concentrado de maçã. Repita a operação usando mais três forminhas.
4. Divida a mistura de granola em 4 porções iguais e distribua-a igualmente sobre as frutas.
5. Asse por 20 minutos ou até que as maçãs estejam macias e a crosta fique dourada.

Rendimento: 4 porções. Cada uma delas contém aproximadamente:

140 calorias • 29g de carboidrato • 3g de gordura • 0mg de colesterol • 1g de proteína • 8mg de sódio • 2g de fibras

DIA DOIS

~

Café da manhã

2 barrinhas de cereais light e 1 laranja ou 1 grapefruit grande. Inclua a bebida de sua preferência: chá, suco, água ou café.

Lanche da manhã

Pão árabe com homus.

Almoço

Sopa de Brócolis Cremosa

1 ½ colher de chá de azeite de oliva

¼ de xícara de cebola picada

¼ de xícara de chalota picada

1 colher de chá de alho picado

1 ½ colher de sopa de pistaches picados

½ batata média descascada e cortada em cubos

½ colher de chá de curry em pó

1 pitada de açafrão

2 xícaras de caldo de hortaliças (veja a receita na página 206) ou de caldo de vegetais pronto (com baixo teor de sódio)

2 xícaras de brócolis picado

½ colher de chá de sal

1 pitada de pimenta-branca

1. Em uma panela média, aqueça o azeite de oliva e refogue a cebola, a chalota e o alho até ficarem transparentes. Adicione o pistache, a batata, o curry em pó e o açafrão e cozinhe em fogo baixo por 5 minutos. Incorpore o caldo de hortaliças e deixe ferver. Acrescente o brócolis e cozinhe em fogo médio por 15 minutos. Espere esfriar ligeiramente.
2. Transfira a mistura para o liquidificador ou processador de alimentos e bata até obter um creme. Tempere com o sal e a pimenta-branca.

Nota: Se quiser engrossar esse prato com amido de milho, misture quantidades iguais desse ingrediente e água, formando um creme ralo. Adicione ½ colher de chá de cada vez à sopa enquanto ela ferve.

Rendimento: 4 porções (¾ de xícara). Cada uma delas contém aproximadamente:
100 calorias • 13g de carboidrato • 4g de gordura • 0mg de colesterol • 5g de proteína • 266mg de sódio • 3g de fibras

Quesadillas de Frango Grelhado com Salada de Abacate

Salada de abacate

½ xícara de abacate cortado em cubos
⅓ de xícara de tomate cortado em cubos
1 colher de sopa de cebola roxa cortada em cubos
2 colheres de chá de coentro picado
2 colheres de chá de suco de limão
¼ de colher de chá de sal
½ colher de chá de pimenta *jalapeño* picada

Quesadillas *de frango*

1 colher de chá de óleo de canola
1 pimentão amarelo cortado em tiras finas
1 pimentão vermelho cortado em tiras finas
½ cebola roxa cortada em rodelas finas
500g de peito de frango sem pele, desossado, sem gordura e cortado ao meio
4 tortilhas de trigo integral com cerca de 22cm de diâmetro
1 xícara de queijo parmesão light passado no ralador grosso

1. Em uma tigela pequena, junte todos os ingredientes para a salada de abacate. Misture bem e leve à geladeira.
2. Preaqueça o forno a 200°C.
3. Em uma frigideira grande, aqueça o óleo de canola e refogue os pimentões e a cebola em fogo médio por 1 ou 2 minutos até ficarem macios. Retire e reserve.
4. Coloque o peito de frango na frigideira do refogado e toste cada lado por 1 ou 2 minutos ou até dourar. Transfira para um refratário e asse por 10 minutos. Fatie em tiras de 2,5cm de largura.
5. Disponha as tortilhas em uma superfície plana e divida o peito de frango entre elas, colocando-o no centro de cada tortilha. Cubra cada tortilha com ½ xícara das hortaliças refogadas e ½ xícara do queijo parmesão e dobre-as ao meio.
6. Coloque as *quesadillas* em uma chapa quente ou na grelha apenas para aquecer. Corte cada uma delas em 4 pedaços. Sirva com ¼ de xícara de salada de abacate.

Rendimento: 4 porções. Cada uma delas contém aproximadamente:

365 calorias • 28g de carboidrato • 14g de gordura • 69mg de colesterol • 31g de proteína • 590mg de sódio • 4g de fibras

Lanche da tarde

1 banana ou 1 pedaço de sua fruta favorita. Acompanhe com água ou com a bebida de sua preferência.

Jantar

Salada de Espinafre com Noz-pecã

½ xícara de uvas vermelhas sem sementes e cortadas ao meio

6 xícaras de espinafre orgânico lavado

2 colheres de sopa de noz-pecã picada

⅓ de xícara de molho Dijon balsâmico (veja a receita a seguir)

Misture todos os ingredientes em uma tigela. Divida em 4 porções iguais.

Rendimento: 4 porções. Cada uma delas contém aproximadamente:

95 calorias • 10g de carboidrato • 5g de gordura • 0mg de colesterol • 3g de proteína • 172mg de sódio • 3g de fibras

Molho Dijon Balsâmico

2 colheres de sopa de óleo de canola ou de azeite de oliva

6 colheres de sopa de vinagre balsâmico

1 ½ xícara de caldo de hortaliças (veja a receita na página 206) ou de caldo de vegetais pronto (com baixo teor de sódio)

2 colheres de sopa de chalota picada

2 colheres de sopa de mostarda Dijon

1 ½ colher de sopa de suco de uva branca

1 colher de chá de mostarda em grãos

½ colher de chá de alho picado

1 ½ colher de sopa de molho de soja com baixo teor de sódio

1 pitada de pimenta-do-reino

1 colher de sopa de vinagre de arroz

1 colher de sopa de amido de milho

1 colher de sopa de água

1. Junte todos os ingredientes em um recipiente de tamanho médio, com exceção do amido de milho e da água. Misture bem com um batedor de ovos e deixe ferver.
2. Em um recipiente pequeno, bata o amido de milho e a água até obter um creme ralo. Acrescente o creme ao molho e continue mexendo por 2 a 3 minutos até que adquira consistência. O molho não deve ficar muito grosso quando quente porque se tornará ainda mais espesso ao esfriar. Retire do fogo. Quando estiver frio, transfira para um vidro, tampe e leve à geladeira, onde poderá ser mantido por até 2 semanas.

Rendimento: 10 porções (2 colheres de sopa). Cada uma delas contém aproximadamente:

35 calorias • 3g de carboidrato • 2g de gordura • 0mg de colesterol • Proteína (traço) • 209mg de sódio • Fibras (traço)

Batata-doce Assada

2 batatas-doces ou 2 inhames médios, com cerca de 340g cada um

¼ de colher de chá de sal

1 pitada de pimenta-do-reino

1. Preaqueça o forno a 190°C.
2. Remova a ponta das batatas-doces e depois corte-as ao meio, no sentido do comprimento. Tempere cada lado com um pouco de sal e pimenta-do-reino.
3. Enrole cada metade de batata-doce em 2 folhas de papel-alumínio e leve ao forno. Asse por 40 ou 45 minutos ou até ficarem macias.

Rendimento: 4 porções. Cada uma delas contém aproximadamente:

170 calorias • 40g de carboidrato • Gordura (traço) • 0mg de colesterol • 3g de proteína • 114mg de sódio • 5g de fibras

Galeto com Framboesa

2 galetos

1 xícara de framboesas

2 dentes de alho picados

1 colher de sopa de azeite de oliva

1 colher de chá de molho de soja com baixo teor de sódio

⅓ de xícara de vinagre de framboesa

⅓ de xícara de vinagre de maçã

2 colheres de sopa de açúcar

1 ½ colher de chá de hortelã fresca picada

1 colher de sopa de amido de milho

1. Corte os galetos ao meio no sentido do comprimento e remova a pele e o osso da asa. Coloque em uma travessa grande.
2. Bata as framboesas, o alho, o azeite de oliva, o molho de soja, os vinagres e o açúcar no liquidificador até obter um creme. Desligue, acrescente a hortelã e misture com uma espátula.

3. Despeje ½ xícara dessa vinha-d'alhos sobre os galetos e deixe marinar na geladeira por, pelo menos, 2 horas.
4. Passe o restante da vinha-d'alhos por uma peneira de furos pequenos ou por um coador. Transfira para uma panela, adicione o amido de milho e mexa até que esteja totalmente dissolvido. Leve ao fogo e deixe ferver. Em seguida, abaixe o fogo e cozinhe por 5 minutos para engrossar. Retire do fogo e reserve.
5. Preaqueça o forno a 180°C.
6. Unte ligeiramente uma assadeira com azeite de oliva. Arrume os galetos marinados na assadeira, reservando a vinha-d'alhos. Cubra com papel-alumínio e asse por 30 a 40 minutos, até a coxa dourar ou até que verta um suco claro quando furada com um garfo. Se quiser, regue de vez em quando com o restante da vinha-d'alhos.
7. Antes de servir, coloque 2 colheres de sopa do molho espesso sobre cada peito.

Rendimento: 4 porções. Cada uma delas contém aproximadamente:

150 calorias • 16g de carboidrato • 5g de gordura • 45mg de colesterol • 10g de proteína • 73mg de sódio • 4g de fibras

Sobremesa

Creme de Banana com Iogurte

¾ de xícara de iogurte desnatado com sabor de fruta

1 colher de chá de mel

1 banana pequena

⅓ de xícara de leite desnatado

1 pitada de canela em pó (opcional)

1. Coloque todos os ingredientes no liquidificador e bata até obter um creme.
2. Sirva em taças. Enfeite com um pouco de canela em pó se quiser.

Rendimento: 2 porções. Cada uma delas contém aproximadamente:

115 calorias • 25g de carboidrato • Gordura (traço) • Colesterol (traço) • 4g de proteína • 58mg de sódio • Fibras (traço)

DIA TRÊS

~

Café da manhã

Iogurte com Frutas e Nozes

1 xícara de iogurte desnatado natural orgânico

1 banana cortada em rodelas

½ xícara de mirtilos

⅛ de xícara (2 colheres de sopa) de nozes picadas

Misture o iogurte, a banana e as nozes em uma tigelinha.

Rendimento: 1 porção. Contém aproximadamente:

371 calorias • 86g de carboidrato • 11g de gordura • 5mg de colesterol • 14g de proteína • 49mg de sódio • 7g de fibras

Lanche da manhã

1 fatia de pão de linhaça e 1 colher de sopa de compota de frutas vermelhas frescas.

Almoço

Quesadillas de Feijão-preto e Hortaliças

¾ de xícara de feijão-preto

Azeite de oliva para untar

¼ de xícara de cebola roxa cortada em cubos

2 colheres de sopa de alho-poró cortado em cubos

1 colher de sopa de alho picado

2¼ xícaras de caldo de hortaliças (veja a receita na página 206) ou de caldo de vegetais pronto (com baixo teor de sódio)

Azeite de oliva para refogar

¼ de xícara de cenoura cortada em cubos

¼ de xícara de pimentão vermelho cortado em cubos

¼ de xícara de pimenta chili cortada em cubos

2 colheres de sopa de coentro picado

1 colher de sopa de salsinha picada

1½ colher de sopa de suco de limão-siciliano

Pitadas de pimenta-de-caiena, de cominho e de pimenta chili

Óleo de canola para untar

4 tortilhas de trigo integral com cerca de 22cm de diâmetro

1 tomate médio cortado em 8 rodelas

½ xícara de queijo parmesão light ralado

½ xícara de *salsa* (veja a receita a seguir)

1. Coloque o feijão-preto de molho em uma tigela grande na véspera. Cubra com pelo menos 8cm de água. Escorra e lave.
2. Unte ligeiramente uma panela com azeite de oliva. Refogue a cebola, o alho-poró e o alho até a cebola ficar transparente. Acrescente o feijão-preto e o caldo de hortaliças e deixe ferver. Abaixe o fogo, tampe e continue a cozinhar por 45 minutos ou até que o feijão esteja macio.
3. Unte uma frigideira pequena com azeite de oliva e refogue a cenoura, os pimentões e a pimenta chili até ficarem macios. Retire do fogo e adicione o coentro, a salsinha, o suco de limão-siciliano e as pitadas de condimentos. Misture bem.
4. Transfira ⅓ do feijão-preto para o liquidificador e processe até obter um creme. Misture com o resto do feijão-preto e adicione o refogado de hortaliças.
5. Preaqueça o forno a 180°C.
6. Unte uma assadeira com óleo de canola.
7. Coloque ¾ de xícara da mistura de feijão-preto na metade de cada tortilha. Cubra com 2 rodelas de tomate e polvilhe com 2 colheres de sopa

de queijo parmesão. Dobre a tortilha ao meio e arrume-a na assadeira. Repita o procedimento com as outras tortilhas.

8. Asse por 6 a 8 minutos ou até ficarem quentes. Sirva cada tortilha com 2 colheres de sopa de *salsa*.

Salsa

Em um liquidificador, coloque 375g de tomates-cereja descascados e cortados em 4 partes, 2 pimentas chili (podem ser substituídas por malaguetas ou dedos-de-moça, grandes) e ¼ de cebola em fatias finas. Bata rapidamente, deixando pedaços. Junte ⅓ de xícara de coentro, tempere com sal e bata até obter um purê. Pode ser guardada na geladeira por até 3 dias.

Rendimento: 4 porções. Cada uma delas contém aproximadamente:

320 calorias • 48g de carboidrato • 9g de gordura • 8mg de colesterol • 14g de proteína • 579mg de sódio • 10g de fibras

Lanche da tarde

Frutas secas.

Jantar

Cenoura ao Gengibre

1 colher de sopa de azeite de oliva

1 ½ xícara de cebola cortada em cubos pequenos

2 colheres de sopa de gengibre fresco picado

1 colher de chá de cominho em pó

4 colheres de sopa de frutose

6 xícaras de cenoura cortada em rodelas

2 xícaras de caldo de hortaliças (veja a receita na página 206)

1 pitada de sal

2 colheres de sopa de endro fresco picado

1. Em uma panela grande, aqueça o azeite de oliva e refogue a cebola em fogo médio até dourar. Adicione os demais ingredientes, com exceção do sal e do endro. Cozinhe em fogo baixo até que a cenoura esteja macia.
2. Retire do fogo e deixe esfriar por 5 minutos. Acrescente o sal e o endro.

Rendimento: 6 porções (½ xícara). Cada uma delas contém aproximadamente:

110 calorias • 26mg de carboidrato • Gordura (traço) • 0mg de colesterol • 2g de proteína • 95mg de sódio • Fibras (traço)

Salmão Empanado em Raiz-forte com Molho de Mirtilo e Endro

Salmão empanado em raiz-forte

⅓ de xícara de farinha de trigo

1 colher de chá de sal

1 ovo inteiro batido

1 colher de sopa de vinagre branco

1 xícara de raiz-forte fresca bem ralada

4 filés de salmão (120g cada um)

1 colher de chá de azeite de oliva

Molho de mirtilo e endro

¾ de xícara de mirtilos frescos ou congelados

½ xícara de suco de maçã

2 colheres de chá de chalota picada

1 pitada de sal

2 colheres de chá de açúcar

2 colheres de chá de endro fresco picado

Salmão empanado em raiz-forte

1. Em uma travessa rasa, misture a farinha de trigo e o sal.
2. Em uma tigela, junte o ovo e o vinagre e bata até misturá-los.
3. Em uma travessa média rasa, disponha a raiz-forte.
4. Passe os filés de salmão, um a um, na farinha de trigo, depois na mistura de ovos e, por fim, na raiz-forte.
5. Aqueça o azeite de oliva e frite o salmão em fogo médio até cozinhar e dourar – 3 a 5 minutos de cada lado.

Molho de mirtilo e endro

1. Em um liquidificador, junte os mirtilos, o suco de maçã, a chalota, o sal e o açúcar. Bata até obter um creme. Acrescente o endro picado.
2. Sirva 60g de molho de mirtilo e endro com cada filé de salmão.

Rendimento: 4 porções. Cada uma delas contém aproximadamente:

275 calorias • 14g de carboidrato • 13g de gordura • 88mg de colesterol • 24g de proteína • 463mg de sódio • 2g de fibras

DIA QUATRO

~

Café da manhã

Torrada Francesa com Pão Multigrãos

4 ovos inteiros

¾ de xícara de claras

¼ de colher de chá de canela em pó

1 pitada de noz-moscada

½ colher de chá de extrato de baunilha

¼ de xícara de leite semidesnatado

Óleo de canola para untar

9 fatias grandes de pão multigrãos cortadas na diagonal

¾ de xícara de *maple syrup**

1. Em um liquidificador, junte os ovos, as claras, a canela, a noz-moscada, a baunilha e o leite e bata até obter um creme. Transfira para uma travessa rasa.
2. Unte uma frigideira grande com óleo de canola e leve ao fogo médio. Passe ambos os lados das fatias de pão na mistura de ovos e frite até dourar ambos os lados. (Faça isso aos poucos para não encher a frigideira.)
3. Sirva 3 fatias com 2 colheres de sopa de *maple syrup*.

Rendimento: 6 porções (3 fatias de pão). Cada porção contém aproximadamente: 280 calorias (pode variar, dependendo da marca do pão usado) • 51g de carboidrato • 3g de gordura • 72mg de colesterol • 14g de proteína • 517mg de sódio • 4g de fibras

---

*Encontrado na seção de importados de alguns supermercados.

Lanche da manhã

1 barrinha (light) de chocolate com coco.

Almoço

Sopa de Ervilha

2 colheres de sopa de azeite de oliva

¾ de xícara de cebola cortada em cubos

¾ de xícara de alho-poró cortado em cubos

½ xícara de cebolinha verde picada

1 colher de chá de alho picado

2½ xícaras de ervilhas frescas ou congeladas (sem a casca)

5 xícaras de caldo de hortaliças (veja a receita na página 206) ou de caldo de vegetais pronto (com baixo teor de sódio)

½ xícara de *ciboulette* picada

1 colher de chá de hortelã desidratada

1 colher de chá de sal

½ colher de chá de pimenta-do-reino

1. Em uma panela grande, aqueça o azeite de oliva e refogue a cebola, o alho-poró e a cebolinha verde até a cebola fica transparente. Acrescente o alho e as ervilhas e refogue por 2 minutos. Adicione o caldo de hortaliças e deixe ferver. Cozinhe em fogo baixo por 30 minutos. Junte a *ciboulette* e a hortelã e cozinhe por mais 5 minutos. Retire do fogo e espere esfriar.
2. Transfira para um liquidificador e bata até obter um creme. Acrescente sal e pimenta-do-reino.

Rendimento: 8 porções (¾ de xícara). Cada uma delas contém aproximadamente:

80 calorias • 13g de carboidrato • 2g de gordura • 0mg de colesterol • 4g de proteína • 161mg de sódio • 4g de fibras

Wrap de Frango com Mirtilo

4 metades de peito de frango sem pele, desossadas e sem gordura

½ xícara de molho de mirtilo e endro (veja a receita na página 222)

½ xícara de aipo cortado em cubos

⅓ de xícara de noz-pecã picada

¼ de colher de chá de sal marinho

1 ¼ colher de chá de vinagre de xerez

1 pitada de pimenta-do-reino

1 ½ colher de chá de coentro picado

4 tortilhas de trigo integral com cerca de 22cm de diâmetro

1. Grelhe os peitos de frango por 3 a 5 minutos de cada lado. Corte em cubos, reserve e deixe esfriar.
2. Prepare o molho de mirtilo e endro.
3. Em uma tigela, misture o frango, o molho de mirtilo e endro, o aipo, a noz-pecã, o sal marinho, o vinagre de xerez, a pimenta-do-reino e o coentro.
4. Disponha as tortilhas em uma superfície plana. Espalhe ¾ de xícara de salada de frango no centro das tortilhas. Enrole cada tortilha dobrando as pontas e, em seguida, corte-a na diagonal.

Rendimento: 4 porções. Cada uma delas contém aproximadamente:

345 calorias • 32g de carboidrato • 14g de gordura • 44mg de colesterol • 23g de proteína • 499mg de sódio • 4g de fibras

Lanche da tarde

Ervilha orgânica fresca lavada.

Jantar

Hortaliças Cozidas no Vapor

Cozinhe no vapor uma mistura das suas hortaliças favoritas. Por exemplo, pimentão, abóbora-moranga, repolho, brócolis, couve-flor, couve-de-bruxelas, cogumelos comuns, berinjela.

Molho Mediterrâneo para Macarrão

1 colher de sopa de azeite de oliva

4 xícaras de tiras finas de abobrinha, cerca de 500g

¾ de colher de chá de alho picado

2 xícaras de tomate descascado e picado

2 colheres de sopa de manjericão fresco picado

4 porções de macarrão recém-cozido

4 colheres de chá de queijo *feta* esmigalhado

4 colheres de chá de azeitonas pretas fatiadas

1. Em uma panela grande, aqueça o azeite de oliva e refogue o alho e a abobrinha em fogo médio até que a abobrinha esteja totalmente cozida. Acrescente o tomate e o manjericão e cozinhe em fogo baixo por cerca de 10 minutos.
2. Guarde metade do molho no congelador ou na geladeira para usar em outra ocasião.
3. Divida a metade que restou em 4 porções e sirva-a sobre o macarrão. Enfeite cada prato com 1 colher de chá de queijo *feta* e 1 colher de chá de azeitonas pretas.

Rendimento: 4 porções (½ xícara). Cada uma delas contém aproximadamente:

70 calorias • 7g de carboidrato • 4g de gordura • 25mg de colesterol • 2g de proteína • 104mg de sódio • 4g de fibras

Tilápia com Molho de Tomate e Laranja

Molho de tomate e laranja

½ xícara de gomos de laranja cortados em cubos

1 xícara de tomate cortado em cubos

¼ de xícara de cebola cortada em cubos

¼ de xícara de pimentão amarelo cortado em cubos

1 colher de sopa de suco de limão

¼ de xícara de coentro fresco picado

½ colher de chá de sal

½ colher de chá de açúcar

Purê de abacate

½ xícara de abacate amassado

2 colheres de sopa de pimentão amarelo picado

¼ de xícara de cebola roxa picada

2 colheres de sopa de tomate picado

2 colheres de sopa de suco de limão

¼ de xícara de água

½ colher de chá alho picado

½ colher de chá de sal

Tilápia

500g de filés de tilápia cortados em 4 porções iguais

¼ de colher de chá de sal

¼ de colher de chá de pimenta-do-reino

1 colher de sopa de azeite de oliva

1. Prepare o molho de tomate e laranja, misturando bem todos os ingredientes em uma tigela média.
2. Prepare o purê de abacate batendo todos os ingredientes no liquidificador.
3. Tempere os filés com o sal e a pimenta-do-reino. Em uma frigideira grande, doure o peixe no azeite de oliva por 3 a 5 minutos de cada lado ou até que esteja cozido.
4. Sirva 1 filé de peixe com ¼ de xícara de molho de tomate e laranja e ¼ de xícara de purê de abacate.

Rendimento: 4 porções. Cada uma delas contém aproximadamente:

270 calorias • 38g de carboidrato • 5g de gordura • 50mg de colesterol • 20g de proteína • 385mg de sódio • 2g de fibras

DIA CINCO

~

Café da manhã

½ xícara de cereal matinal com 1 xícara de leite desnatado ou de leite de soja. Acrescente ½ xícara de mirtilos.

Lanche da manhã

⅛ de xícara (2 colheres de sopa) de amêndoas cruas.

Almoço

Peixe com Batata

1 colher de chá de azeite de oliva
500g de batatas cortadas em cubos
½ xícara de farinha de trigo integral
6 colheres de sopa de migalhas de pão de trigo integral
1 pitada de pimenta-do-reino
1 clara
4 filés de linguado ou de bacalhau fresco (120g cada um)

Molho tártaro

⅔ de xícara de maionese de soja
1 colher de sopa de picles doce de pepino (veja a receita a seguir)
1 colher de chá de suco de limão-siciliano
1 colher de chá de salsinha fresca picada
1 pitada de pimenta-de-caiena

Picles doce de pepino

Misture ⅓ de xícara de vinagre de maçã, 1 colher de sopa de açúcar e ½ colher de chá de gengibre ralado. Mexa até o açúcar dissolver. Acrescente 1 pepino com casca cortado bem fino. Deixe pelo menos 2 horas na geladeira antes de usar.

1. Preaqueça o forno a 250°C.
2. Unte uma assadeira com o azeite de oliva. Arrume os pedaços de batata de um lado, deixando bastante espaço para os filés de linguado. Asse por 15 minutos ou até que as batatas estejam douradas ou macias.
3. Enquanto isso, misture a farinha, as migalhas de pão e a pimenta-do--reino em uma tigela rasa.
4. Em uma tigela pequena, bata a clara.
5. Molhe os filés de linguado na clara e depois passe os dois lados do peixe na mistura de farinha.
6. Transfira os filés para a assadeira com as batatas e deixe cozinhar por 10 a 12 minutos ou até que o peixe esteja crocante.
7. Misture todos os ingredientes do molho tártaro. Sirva 1 colher de sopa sobre cada filé de peixe. Guarde na geladeira o que sobrar do molho.

Rendimento: 4 porções. Cada uma delas contém aproximadamente:

280 calorias • 30g de carboidrato • 6g de gordura • 46mg de colesterol • 23g de proteína • 355mg de sódio • 2g de fibras

Lanche da tarde

1 ou 2 copos de suco de fruta ou de hortaliças sem açúcar.

Jantar

Salada Waldorf

1 xícara de maçã picada

1 xícara de uvas vermelhas sem sementes

1 xícara de aipo picado

4 colheres de nozes em pedaços

¼ de xícara de maionese de soja

1 colher de sopa de suco de limão-siciliano

1 pitada de canela em pó

1 pitada de pimenta-da-jamaica

1 pitada de gengibre em pó

Junte todos os ingredientes em uma tigela média e misture bem. Cubra e mantenha na geladeira até a hora de servir.

Rendimento: 6 porções (½ xícara). Cada uma delas contém aproximadamente:
45 calorias • 9g de carboidrato • 1g de gordura • Colesterol (traço) • Proteína (traço) • 145mg de sódio • 1g de fibras

Purê de Batata-doce

6 xícaras de água

2 batatas-doces médias, lavadas e descascadas, cortadas em pedaços de 2,5cm

2 colheres de sopa de suco de laranja concentrado congelado

½ colher de chá de sal

¼ de colher de chá de pimenta-do-reino

¼ de colher de chá de canela em pó

½ colher de chá de extrato de baunilha

1. Leve a água para ferver em uma panela grande. Acrescente a batata-doce e deixe cozinhar por 10 a 15 minutos ou até que esteja macia. Tire do fogo.
2. Escorra a água e leve a panela de volta ao fogo por mais 30 segundos para secar a batata-doce. Adicione os demais ingredientes, amassando a bata-

ta-doce com um garfo até misturar tudo. O purê deverá ficar ligeiramente encaroçado.

Nota: Para obter um purê de batata-doce mais uniforme, use um espremedor de batatas ou uma batedeira elétrica.

Rendimento: 6 porções. Cada uma delas contém aproximadamente:

110 calorias • 25g de carboidrato • Gordura (traço) • 0mg de colesterol • 2g de proteína • 250mg de sódio • 4g de fibras

Frango Grelhado com Cardamomo e Molho de Manga e Limão

Mistura de condimentos

3 colheres de sopa de cardamomo em pó
1 colher de sopa de pimenta-do-reino
2 colheres de sopa de sal
1 colher de chá de canela em pó
¼ de colher de chá de pimenta-de-caiena

6 peitos de frango de 120g cada um, sem pele, desossados e desengordurados

Molho de manga e limão

1 manga lavada e cortada em cubos
½ xícara de suco de limão
2 colheres de sopa de azeite de oliva
1 colher de sopa de gengibre fresco picado
½ xícara de iogurte natural desnatado
½ colher de chá de sal
1 colher de sopa de pimenta *jalapeño* cortada em cubos
1 colher de sopa de coentro picado

1. Preaqueça a grelha.
2. Em uma tigela pequena, junte os ingredientes da mistura de condimentos e mexa bem.
3. Bata ligeiramente os peitos de frango para achatá-los. Tempere cada um deles com cerca de 1 colher de chá da mistura de condimentos. Guarde o restante da mistura em um recipiente bem fechado para uso futuro.

4. Grelhe o frango por 3 a 5 minutos de cada lado (ou até que, espetando-o com um garfo, seu suco saia claro).
5. Coloque todos os ingredientes do molho no liquidificador, com exceção da pimenta *jalapeño* e do coentro. Bata até obter um creme. Despeje em uma tigela, acrescente a pimenta *jalapeño* e o coentro e misture delicadamente.
6. Sirva cada peito de frango com ¼ de xícara de molho.

Rendimento: 6 porções. Cada uma delas contém aproximadamente:

220 calorias • 9g de carboidrato • 8g de gordura • 72mg de colesterol • 28g de proteína • 667mg de sódio • Fibras (traço)

Sobremesa

Flã com Calda Caramelada de Laranja

Flã

Óleo vegetal para untar

2 ovos

2½ claras

1¾ xícara de leite desnatado

½ colher de chá de extrato de baunilha

Calda caramelada de laranja

2 colheres de sopa de açúcar

2 colheres de sopa de água

¼ de colher de chá de suco de laranja

3½ colheres de sopa de frutose

1½ colher de chá de casca de laranja ralada

1 pitada de sal

Flã

1. Preaqueça o forno a 135°C.
2. Unte o fundo de seis forminhas com o óleo vegetal.
3. Em uma tigela média, bata, com um utensílio de metal, os ovos, as claras, o leite desnatado e o extrato de baunilha. Despeje ½ xícara dessa mistura em cada forminha.

4. Asse em banho-maria (com a água da forma na mesma altura que a massa). Mantenha no forno por 30 a 40 minutos ou até que o flã esteja firme. (Espete um palito no centro; se sair limpo, o doce está assado.) Coloque na geladeira.

Calda caramelada de laranja

1. Em uma panela pequena, misture o açúcar, a água e o suco de laranja. Ferva rapidamente para dissolver o açúcar. Abaixe o fogo, acrescente os outros ingredientes e cozinhe por 2 minutos ou até que o líquido fique dourado. Retire do fogo e deixe esfriar.
2. Para servir, desenforme os flãs em seis pratos. Cubra cada um deles com 1 colher de chá da calda.

Rendimento: 6 porções. Cada uma delas contém aproximadamente:

105 calorias • 14g de carboidrato • 3g de gordura • 79mg de colesterol • 6g de proteína • 130mg de sódio • Fibras (traço)

DIA SEIS

~

Café da manhã

2 ovos pochés, 2 almôndegas de frango (veja a receita a seguir) e 1 xícara de salada de frutas.

Almôndegas de Frango

500g de peito de frango moído
⅓ de xícara de maçã vermelha descascada e picada
2 colheres de sopa de azeite de oliva
2 colheres de sopa de cebola picada
1 colher de sopa de *maple syrup**
2 colheres de chá de sálvia desidratada
1 colher de chá de sal
½ colher de chá de pimenta-do-reino
½ colher de chá de alho picado

1. Em uma tigela média, junte o frango moído e o restante dos ingredientes e mexa bem. Forme 6 almôndegas, usando cerca de ⅓ de xícara de mistura para cada uma delas.
2. Frite as almôndegas em uma frigideira grande, em fogo médio, por 3 a 5 minutos de cada lado ou até que fiquem douradas.

Rendimento: 6 porções. Cada uma delas contém aproximadamente:
140 calorias • 4g de carboidrato • 6g de gordura • 44mg de colesterol • 18g de proteína • 440mg de sódio • Fibras (traço)

---

*Encontrado na seção de importados de alguns supermercados.

Lanche da manhã

1 maçã ou 1 pedaço da sua fruta favorita.

Almoço

Sopa Mulligatawny (indiana)

¾ de xícara de batata descascada e cortada em cubos

¾ de xícara de cenoura descascada e cortadas em cubos

½ xícara de aipo cortado em cubos

½ xícara de cebola cortada em cubos

3½ xícaras de caldo de galinha (veja a receita a seguir)

1 colher de chá de curry em pó

1 pitada de sal

1 colher de chá de pimenta-do-reino

1 pitada de tomilho

½ peito de frango sem pele, desossado, desengordurado, cozido na água e cortado em pedaços pequenos

½ xícara de maçã cortada em cubinhos

½ xícara de cenoura cortada em cubinhos

1 colher de chá de casca de limão-siciliano ralada

⅓ de xícara de arroz branco cozido

1 pitada de canela em pó

1. Em uma panela média, leve ao fogo a batata, ¾ de xícara de cenoura, o aipo, a cebola e o caldo de galinha. Quando ferver, abaixe o fogo e deixe cozinhar até que as hortaliças fiquem macias, por cerca de 15 minutos.
2. Quando a sopa tiver esfriado um pouco, transfira para um liquidificador e bata até obter a consistência de creme.
3. Leve de volta à panela. Tempere com o curry, o sal, a pimenta-do-reino e o tomilho. Acrescente os pedacinhos de frango, os cubinhos de maçã e de cenoura e a casca de limão-siciliano. Cozinhe em fogo baixo por 10 minutos. Adicione o arroz cozido e espere esquentar.
4. Coloque ¾ de xícara de sopa em cada prato e decore com a canela.

Rendimento: 6 porções (3/4 de xícara). Cada uma delas contém aproximadamente:

70 calorias • 11g de carboidrato • 1g de gordura • 7mg de colesterol • 5g de proteína • 231mg de sódio • 2g de fibras

Caldo de Galinha

Faça o caldo com partes de galinha, como asa, dorso, pescoço ou carcaça.

1 a 2kg de pedaços de galinha com exceção do fígado
12 xícaras de água fria
1 ou 2 cenouras descascadas e picadas
1 ou 2 talos de aipo, sem as folhas, picados
1 cebola grande cortada em 4 partes
2 a 4 dentes de alho cortados ao meio
1 folha de louro
12 grãos de pimenta-do-reino

1. Coloque os pedaços de galinha (junto com os ossos) em uma assadeira e leve para assar a 180°C até dourar, por 35 a 45 minutos. Retire o excesso de gordura e descarte.
2. Transfira os pedaços e os ossos de galinha para uma panela grande. Junte 12 xícaras de água fria e deixe ferver, removendo qualquer espuma que se formar na superfície. Acrescente os outros ingredientes, abaixe o fogo e cozinhe por 3 horas sem mexer.
3. Coe o caldo em um recipiente de vidro, cerâmica ou metal. Descarte os ossos e as hortaliças. Coloque o recipiente em água gelada até esfriar completamente. Outra opção é deixar refrigerar destampado em um recipiente de metal, vidro ou cerâmica até a gordura endurecer. Remova a gordura e jogue fora.

Rendimento: 8 porções (1 xícara). Cada uma delas contém aproximadamente:

10 calorias • 3g de carboidrato • Gordura (traço) • 1mg de colesterol • Proteína (traço) • 48mg de sódio • 0g de fibras

Salada de Pato à Oriental com Molho de Soja e Gengibre

Molho de soja e gengibre

½ xícara de suco de limão

1 colher de sopa de molho de soja com baixo teor de sódio

1 ¼ xícara de água

2 colheres de sopa de mel

1 colher de chá de gengibre fresco picado

2 colheres de chá de alho picado

1 pitada de pimenta vermelha em flocos socada

1 colher de sopa de amido de milho

Salada de pato à oriental

250g de peito de pato desossado

1 ½ xícara de cogumelos *shiitake* fatiados

4 xícaras de couve-chinesa cortada em tiras finas

1 xícara de ervilhas

¼ de xícara de cebolinha verde picada

1 xícara de castanhas-d'água

½ xícara de cogumelos *enoki*

1 xícara de pimentão vermelho assado e fatiado

½ pimenta *jalapeño* sem sementes cortada em cubos

1 colher de chá de pimenta vermelha em flocos amassada

1. Em uma tigela pequena, misture os ingredientes do molho de soja e gengibre, com exceção do amido de milho.
2. Divida o molho em duas partes iguais. Coloque o peito de pato em uma travessa e despeje uma das porções do molho sobre ele. Cubra e deixe marinar na geladeira por, pelo menos, 4 horas ou, preferencialmente, de um dia para o outro. Guarde a outra porção do molho também na geladeira, em um recipiente fechado.
3. Quando pato já estiver marinado, leve a porção de molho não usada para ferver. Engrosse com o amido de milho. Tire do fogo e divida em duas partes iguais. Reserve e deixe esfriar.
4. Retire o pato da marinada, descartando o líquido, e grelhe. Corte a carne cozida em tiras com cerca de 2,5cm de largura.

5. Em uma tigela grande, misture os cogumelos *shiitake*, a couve-chinesa, as ervilhas, a cebolinha verde, as castanhas-d'água e os cogumelos *enoki*. Despeje sobre as hortaliças uma porção do molho e mexa bem.
6. Divida a mistura de hortaliças em quatro tigelas pequenas e cubra cada porção com ¼ de xícara de pimentões assados e 60g de peito de pato. Regue com o restante do molho e polvilhe a pimenta vermelha em flocos.

Rendimento: 4 porções. Cada uma delas contém aproximadamente:

215 calorias • 29g de carboidrato • 6g de gordura • 41mg de colesterol • 16g de proteína • 330mg de sódio • 6g de fibras

Lanche da tarde

1 banana ou qualquer outra fruta, acompanhada de água, chá ou suco.

Jantar

Hortaliças Cozidas no Vapor

Cozinhe no vapor uma mistura das suas hortaliças favoritas como você fez para o jantar do Dia Quatro. Experimente outras variedades dessa vez.

Salmão Grelhado à Oriental

½ xícara de molho oriental (veja a receita na página 209)
4 filés de salmão de 120g cada um

1. Misture o molho oriental e o salmão e deixe marinar por 30 minutos a 2 horas.
2. Preaqueça a grelha.
3. Grelhe os filés de salmão por 3 a 5 minutos de cada lado ou até que o peixe esteja cozido.

Rendimento: 4 porções. Cada uma delas contém aproximadamente:

215 calorias • 3g de carboidrato • 11g de gordura • 54mg de colesterol • 19g de proteína • 389mg de sódio • Fibras (traço)

Sobremesa

Strudel de Maçã

Óleo de canola para untar

3 colheres de sopa de amido de milho

4 colheres de sopa de água

1 ½kg de maçãs descascadas e fatiadas

3 colheres de sopa de açúcar

¾ de colher de chá de canela em pó

½ xícara de uvas-passas

Patê brisée (massa para a torta)

1 xícara de farinha de trigo

¼ de colher de chá de sal

3 colheres de sopa de açúcar

¼ de xícara de manteiga fria

6 colheres de sopa de água gelada

1 clara batida

1 colher de chá de açúcar

Strudel de maçã

1. Preaqueça o forno a 190°C.
2. Unte ligeiramente uma assadeira com óleo de canola e reserve.
3. Em uma tigela pequena, misture o amido de milho e 2 colheres de sopa de água e reserve.
4. Unte ligeiramente uma panela com óleo de canola. Em fogo médio, refogue a maçã com o açúcar, a canela e as 2 colheres de sopa restantes de água. Quando as maçãs estiverem macias, adicione as uvas-passas. Junte a mistura de amido de milho e cozinhe até engrossar. Retire do fogo e deixe esfriar.

Patê brisée (massa para torta)

1. Coloque a farinha de trigo em uma tigela média. Ponha o sal e o açúcar e misture bem. Junte a manteiga e amasse-a na farinha de trigo com um cortador de massa até que se formem bolinhas. Adicione a água (1 colher de cada vez) e mexa delicadamente após cada adição. A massa começará a tomar o formato de bola quando água suficiente tiver sido acrescentada. Pegue-a com as mãos secas e faça uma bola. Deixe descansar por 5 minutos. Abra a massa em uma superfície plana enfarinhada, fazendo um retângulo de 20 x 30cm, com um dos lados mais compridos virado na sua direção.
2. Para montar o strudel, disponha colheradas do recheio de maçã sobre a massa. Em seguida, comece a enrolar cuidadosamente a massa, formando um pastelão longo e cilíndrico. Dobre as beiradas para que o recheio não escorra enquanto estiver assando. Pincele o strudel com a clara batida, polvilhe com açúcar e transfira para a assadeira untada.
3. Asse por 35 a 40 minutos ou até que a parte superior esteja levemente dourada. Retire do forno e apare as pontinhas da massa. Corte o strudel em 10 fatias.

Rendimento: 10 porções. Cada uma delas contém aproximadamente:

150 calorias • 31g de carboidrato • 3g de gordura • 7mg de colesterol • 2g de proteína • 101mg de sódio • 3g de fibras

DIA SETE

~

Café da manhã

Dois ovos pochés e panquecas de mirtilo (veja a receita a seguir).

Panqueca de Mirtilo

Panqueca de mirtilo

1 1/4 xícara de farinha de trigo comum

1/2 xícara de farinha de trigo integral

2 colheres de sopa de açúcar

3/4 de colher de chá de bicarbonato de sódio

1 colher de sopa de fermento em pó

1/4 de colher de chá de canela em pó

1 ovo inteiro

1 clara

1/2 xícara de *buttermilk* (veja a receita a seguir)

3/4 de xícara de água

1 colher de sopa de manteiga derretida

1 3/4 xícara de mirtilos frescos ou descongelados sem açúcar

Óleo vegetal para untar

Calda de maple syrup*

3/4 de xícara de *maple syrup*

4 colheres de sopa de nozes picadas

2 colheres de chá de raspas de casca de laranja

2 colheres de sopa de suco de laranja

---

*Encontrado na seção de importados de alguns supermercados.

Panqueca de mirtilo

1. Em uma tigela grande, misture a farinha de trigo comum e a integral, o açúcar, o bicarbonato de sódio, o fermento e a canela.
2. Em outra tigela, bata ligeiramente o ovo e as claras juntos. Adicione o *buttermilk* e a água e mexa bem.
3. Acrescente os ingredientes líquidos à mistura de farinha. Mexa e junte a manteiga derretida. Quando todos os ingredientes estiverem bem misturados, coloque os mirtilos.
4. Unte uma frigideira grande ou uma panquequeira com óleo vegetal. Leve ao fogo e, depois de aquecida, despeje 3 colheres de sopa de massa de cada vez. Frite até que a parte de cima de cada panqueca esteja coberta por minúsculas bolhas e a parte de baixo fique dourada. Vire e doure o outro lado.

Calda de *maple syrup*

Em uma panela pequena, misture todos os ingredientes. Cozinhe por 2 minutos em fogo baixo. Sirva 2 colheres de sopa de calda de *maple syrup* com 3 panquecas.

Buttermilk

Misture ½ xícara de leite desnatado com ½ xícara de iogurte light.

Rendimento: cerca de 8 porções (3 panquecas). Cada uma delas contém aproximadamente: 195 calorias • 37g de carboidrato • 3g de gordura • 32mg de colesterol • 5g de proteína • 177mg de sódio • 1g de fibras

Lanche da manhã

Iogurte natural orgânico com frutas vermelhas ou com um pouco de müsli (cereais com nozes e frutas secas).

Almoço

Salada de *Kamut* com Uvas-passas

O *kamut* é um tipo de trigo integral orgânico usado como alternativa para o trigo comum em muitos pratos. Tem sabor adocicado, como o das nozes. É encontrado em lojas de produtos naturais.

1 ½ xícara de grão *kamut* integral
½ xícara de noz-pecã picada
1 xícara de uvas-passas
2 laranjas descascadas e com os gomos separados
¼ de xícara de suco de laranja
¾ de xícara de cebola roxa cortada em cubos
½ xícara de aipo cortado em cubos
3 colheres de sopa de vinagre de vinho tinto
1 pitada de sal
1 colher de chá de molho de soja com baixo teor de sódio
½ colher de chá de pimenta-do-reino
1 colher de sopa de salsinha picada

1. Coloque o *kamut* em uma panela com 4 xícaras de água. Deixe ferver. Abaixe o fogo e cozinhe por 45 minutos ou até o *kamut* ficar macio. Escorra o excesso de água, transfira o trigo para uma tigela grande e espere esfriar.
2. Coloque a noz-pecã em uma assadeira e asse a 180°C por 5 a 8 minutos. Retire do forno e acrescente o *kamut* e os demais ingredientes. Mexa, misturando bem.
3. Arrume ½ xícara em um prato de salada e sirva.

Rendimento: 12 porções (½ xícara). Cada uma delas contém aproximadamente:
280 calorias • 51g de carboidrato • 8g de gordura • 0mg de colesterol • 6g de proteína • 99mg de sódio • 9g de fibras

Sanduíche Aberto de Peru à Reuben

Óleo vegetal para untar

4 fatias de pão de trigo integral (veja a receita a seguir)

8 fatias de 30g de peito de peru cozido

4 colheres de sopa de molho Thousand Island (veja a receita a seguir)

4 colheres de sopa de chucrute

4 fatias de 30g de queijo do tipo suíço light

1. Preaqueça o forno.
2. Unte ligeiramente uma assadeira com óleo vegetal. Coloque 1 fatia de pão na assadeira. Cubra com 2 fatias de peito de peru, 1 colher de sopa de molho Thousand Island, 1 colher de sopa de chucrute e 1 fatia de queijo do tipo suíço. Repita a operação com os demais ingredientes.
3. Grelhe até o queijo derreter e borbulhar.

Rendimento: 4 porções. Cada uma delas contém aproximadamente:

335 calorias • 28g de carboidrato • 12g de gordura • 63mg de colesterol • 23g de proteína • 376mg de sódio • 4g de fibras

Pão de Trigo Integral

½ xícara de leite desnatado

2 colheres de sopa de mel

¾ de colher de chá de sal

2 colheres de sopa de azeite de oliva

½ xícara de arroz *arborio* integral cozido

1 colher de chá de grãos de pimentas variadas amassados

1 colher de sopa de fermento em pó

½ xícara de água morna

3 xícaras de farinha de trigo integral

Óleo vegetal para untar

1. Em uma panela grande, aqueça o leite sem ferver. Acrescente o mel, o sal, o azeite de oliva, o arroz e a pimenta. Deixe esfriar.

2. Em uma tigela pequena, dissolva o fermento na água morna e adicione-o à mistura de arroz. Coloque metade da farinha de trigo e bata até obter um creme. Junte o restante da farinha de trigo para facilitar a manipulação. Trabalhe rapidamente a massa, formando uma bola lisa e elástica.
3. Transfira para uma tigela grande untada com óleo vegetal. Cubra com um pano úmido. Mantenha em local aquecido até que a massa dobre de tamanho (cerca de 1 hora).
4. Unte ligeiramente com óleo vegetal uma forma para pão de 22 x 11 x 6cm.
5. Sove a massa, modele como pão de forma e coloque-a na forma. Cubra e deixe crescer até dobrar de tamanho outra vez (cerca de 1 hora).
6. Preaqueça o forno a 200°C.
7. Leve a massa para assar por 5 minutos. Abaixe a temperatura para 180°C e asse por mais 20 minutos ou até dourar. Retire da forma e deixe esfriar sobre uma superfície plana. Quando o pão estiver frio, corte-o em 13 fatias, descartando as duas pontas da casca.

Nota: Esta receita também pode ser preparada na máquina de fazer pão seguindo as instruções do fabricante.

Rendimento: 13 porções. Cada uma delas contém aproximadamente:
130 calorias • 23g de carboidrato • 3g de gordura • 0mg de colesterol • 4g de proteína • 74mg de sódio • 4g de fibras

Molho Thousand Island

¼ de xícara de maionese light (feita com óleo de canola)
⅔ de xícara de *sour cream* light (veja a receita na página 254)
1 colher de sopa de chalota picada
¼ de xícara de molho de chili
⅓ de xícara de picles doce de pepino (veja a receita na página 229)
1 pitada de sal
1 pitada de pimenta-do-reino
⅓ de xícara de leite desnatado

Coloque todos os ingredientes em um liquidificador e bata bem.

Rendimento: 16 porções (2 colheres de sopa). Cada uma delas contém aproximadamente:

55 calorias • 6g de carboidrato • 3g de gordura • 4g de colesterol • 1g de proteína • 188mg de sódio • Fibras (traço)

Lanche da tarde

1 porção pequena de azeitonas (não exagere, pois elas são muito salgadas).

Jantar

Salada de Cenoura com Uvas-passas

½ xícara de abacaxi em calda cortado em cubos
1 colher de sopa de iogurte natural desnatado
1 colher de sopa de maionese light
2 xícaras de cenoura ralada
¼ de xícara de uvas-passas
Folhas de alface para servir
Ramos de hortelã para enfeitar

1. Escorra o abacaxi, reservando 2 colheres de sopa da calda.
2. Em uma tigela média, misture o iogurte, a maionese e a calda reservada. Adicione a cenoura, o abacaxi e as uvas-passas. Misture bem outra vez. Cubra e leve à geladeira.
3. Sirva em 6 pratos de salada gelados. Faça o contorno com as folhas de alface e acrescente ⅓ de xícara da mistura de cenoura. Enfeite com a hortelã.

Rendimento: 6 porções (⅓ de xícara). Cada uma delas contém aproximadamente:

55 calorias • 14g de carboidrato • Gordura (traço) • 0mg de colesterol • 1g de proteína • 53mg de sódio • 1g de fibras

Abóbora-japonesa Assada

2 abóboras-japonesas grandes com casca, lavadas e cortadas em 4 pedaços cada uma
3 colheres de sopa de *maple syrup**
1 colher de chá de sal
1 colher de chá de canela em pó

1. Preaqueça o forno a 190°C.
2. Em uma panela grande, cozinhe a abóbora-japonesa no vapor por 15 minutos.
3. Em uma tigela pequena, misture o *maple syrup*, o sal e a canela.
4. Retire a abóbora-japonesa da panela e coloque-a em uma assadeira com a casca para baixo. Tempere cada pedaço com 1 colher de chá da mistura de *maple syrup*.
5. Asse por 15 minutos ou até o *maple syrup* caramelizar.

Rendimento: 8 porções. Cada uma delas contém aproximadamente:
80 calorias • 21g de carboidrato • Gordura (traço) • 0mg de colesterol • Proteína (traço) • 159mg de sódio • 2g de fibras

Macarrão com Azeite de Oliva, Parmesão e Pimenta-do-reino

250g de macarrão
4 colheres de chá de azeite de oliva extravirgem
½ xícara de queijo parmesão ralado
5 colheres de chá de grãos de pimenta-do-reino amassados

1. Cozinhe o macarrão de acordo com as instruções na embalagem.
2. Em uma tigela grande, junte o macarrão, o azeite de oliva, o queijo parmesão e a pimenta-do-reino, misturando bem até temperar toda a massa.
3. Divida em 4 porções iguais e sirva imediatamente.

---

*Encontrado na seção de importados de alguns supermercados.

Rendimento: 4 porções. Cada uma delas contém aproximadamente:

485 calorias • 85g de carboidrato • 8g de gordura • 5mg de colesterol • 17g de proteína • 80mg de sódio • 3g de fibras

Sobremesa

Tortinha Crocante de Pera

¼ de xícara de aveia trilhada (fina)

½ xícara de farinha de trigo integral para massa de bolo

3 colheres de sopa de açúcar mascavo

2 colheres de sopa de óleo de canola

¾ de colher de chá de canela em pó

¾ de colher de chá de noz-moscada

¾ de colher de chá de suco de maçã

¾ de colher de chá de água

4¾ xícaras de peras descascadas, fatiadas e cortadas em cubos

5 colheres de sopa de suco concentrado de maçã congelado

1. Preaqueça o forno a 220°C.
2. Em uma tigela média, misture a aveia, a farinha de trigo, o açúcar mascavo, o óleo de canola, a canela, a noz-moscada, o suco de maçã e a água até que a massa se esfarele com facilidade. Reserve.
3. Em uma panela, leve ao fogo baixo as peras e o suco concentrado de maçã. Cubra e cozinhe até que as peras fiquem macias, por cerca de 5 minutos.
4. Coloque ½ xícara da mistura de pera em 8 forminhas de torta e cubra com 2 colheres de sopa da massa esfarelada.
5. Asse por 20 minutos ou até que a parte de cima esteja dourada. Sirva morna.

Rendimento: 8 porções (½ xícara). Cada uma delas contém aproximadamente:

130 calorias • 24g de carboidrato • 4g de gordura • 0mg de colesterol • 2g de proteína • 4mg de sódio • 3g de fibras

DIA OITO

~

Café da manhã

1 laranja grande ou um grapefruit e 1 vitamina de banana e frutas vermelhas (veja a receita a seguir).

Vitamina de Banana e Frutas Vermelhas

½ banana média congelada
1 xícara de frutas vermelhas congeladas
¾ de xícara de leite de amêndoa
½ xícara de iogurte natural orgânico
1 ½ colher de chá de sementes de abóbora ou linhaça bem moídas
1 ½ colher de chá de germe de trigo cru
1 colher de sopa de óleo de ômega-3
1 medida de Whey Protein (proteína em pó do soro do leite), cerca de 2 colheres de sopa

Bata todos os ingredientes no liquidificador até obter um creme. Leve para gelar ou sirva com gelo.

Rendimento: 5 porções (120ml). Cada uma delas contém aproximadamente:
125 calorias • 18g de carboidrato • 5g de gordura • 0mg de colesterol • 5g de proteína • 36mg de sódio • 3g de fibras

Lanche da manhã

Uma boa mistura de hortaliças cruas, como cenoura, aipo e beterraba. Tempere com um pouco de azeite de oliva extravirgem ou com um molho light se quiser incrementar o sabor.

Almoço

Wrap de Peru Califórnia

Óleo de canola para untar
6 dentes de alho descascados
½ xícara de requeijão light
¼ de xícara de tomates secos cortados em fatias finas
2 colheres de sopa de vinagre de xerez
1 colher de sopa de açúcar
500g de cogumelos *portobello* lavados e sem os caules
1 colher de chá de azeite de oliva
4 filés de peito de peru de 120g cada um, sem pele e cortados em tiras de 2,5cm de largura
2 pães árabes cortados ao meio
2 xícaras de folhas de alface lavadas e rasgadas em pedaços pequenos
½ xícara de pimentão vermelho assado cortado em cubos
1 tomate médio cortado em 4 rodelas

1. Preaqueça o forno a 180°C.
2. Unte ligeiramente um tabuleiro pequeno com óleo de canola. Coloque os dentes de alho e asse por 15 a 20 minutos.
3. Bata no liquidificador o alho assado, o requeijão e os tomates secos até misturar bem. Reserve.
4. Em uma tigela pequena, misture o vinagre de xerez e o açúcar.
5. Unte ligeiramente um tabuleiro e coloque os cogumelos *portobello* com a parte estriada virada para cima. Esfregue a mistura de vinagre nos cogumelos e asse por 15 minutos ou até ficarem macios. Deixe esfriar e corte em fatias finas.

6. Em uma frigideira grande, aqueça o azeite de oliva em fogo médio. Doure o peito de peru até ficar totalmente cozido, por 3 a 5 minutos.
7. Para montar o *wrap*, coloque ½ fatia do pão árabe em uma superfície plana. Espalhe ¼ da mistura de requeijão sobre todo o pão. Acrescente ½ xícara das folhas verdes, 1 porção de tiras de peru, 2 colheres de sopa do pimentão vermelho, ¼ de xícara de cogumelos *portobello* e 1 rodela de tomate. Dobre as pontas do pão para dentro e enrole formando um *wrap*. Repita essa operação com o restante do pão.

Rendimento: 4 porções. Cada uma delas contém aproximadamente:

320 calorias • 23g de carboidrato • 6g de gordura • 110mg de colesterol • 41g de proteína • 278mg de sódio • 4g de fibras

Lanche da tarde

1 ou 2 barras de cereais light.

Jantar

Salada Verde com Molho de Gergelim e Gengibre

Croûtons *assados*

Azeite de oliva para untar

2 colheres de chá de água

1 colher de chá de cominho em pó

1 colher de chá de pimenta chili em pó

1 colher de chá de alho picado

1 colher de chá de orégano desidratado

2 fatias de pão de trigo integral ou multigrãos

500g de folhas verdes misturadas

1 xícara de tomate-cereja

½ xícara de molho de gergelim e gengibre (veja a receita a seguir)

4 colheres de chá de pinhões assados

1. Preaqueça o forno a 200°C.
2. Unte ligeiramente uma assadeira com azeite de oliva.
3. Em uma tigela pequena, junte a água e os condimentos e mexa. Pincele um lado das fatias de pão com essa mistura. Corte o pão em cubos de 2,5cm e espalhe pela assadeira.
4. Asse no forno por 10 a 15 minutos ou até que os *croûtons* estejam crocantes e dourados.
5. Em uma tigela grande, misture as folhas verdes e os tomates-cereja. Divida em 6 porções iguais e arrume em pratos de salada. Tempere cada salada com 2 colheres de sopa de molho e finalize com ¼ de xícara de *croûtons* e 1 colher de chá de pinhões.

Rendimento: 4 porções. Cada uma delas contém aproximadamente:

110 calorias • 16g de carboidrato • 4g de gordura • 0mg de colesterol • 4g de proteína • 196mg de sódio • 4g de fibras

Molho de Gergelim e Gengibre

4 dentes de alho

1 xícara de suco de maçã

1 xícara de vinagre de arroz

3 colheres de sopa de óleo de gergelim

1 colher de chá de sal

1 colher de chá de pimenta-do-reino

1 colher de sopa de suco de gengibre fresco (veja a nota a seguir)

1. Preaqueça o forno a 180°C.
2. Coloque o alho em um tabuleiro e asse por 10 a 15 minutos ou até dourar. Deixe esfriar e pique.
3. Em uma tigela média, misture o suco de maçã, o vinagre de arroz, o óleo de gergelim, o sal, a pimenta-do-reino, o suco de gengibre e o alho assado.

Nota: Para fazer esse suco, rale o gengibre fresco com a casca. Esprema em um pano fino úmido. Guarde o sumo e descarte os resíduos.

Rendimento: 16 porções (2 colheres de sopa). Cada uma delas contém aproximadamente: 40 calorias • 4g de carboidrato • 2g de gordura • 0mg de colesterol • Proteína (traço) • 297mg de sódio • Fibras (traço)

Fajitas de Frango

Vinha-d'alhos

2 colheres de sopa de molho de soja com baixo teor de sódio

¼ de colher de chá de gengibre picado

¼ de colher de chá de alho picado

2 colheres de sopa de azeite de oliva

⅓ de xícara de coentro picado

1 pitada de pimenta chili

3 colheres de sopa de cerveja (opcional)

½ colher de chá de tabasco

½ laranja cortada em rodelas finas

½ limão-siciliano cortado em rodelas finas

½ limão cortado em rodelas finas

1 colher de sopa de salsinha picada

Fajitas

4 metades de peito de frango sem pele, desossadas e desengorduradas (cerca de 500g)

Óleo vegetal para untar

1 pimentão cortado em tiras de 1,5cm

4 tortilhas de trigo integral com cerca de 22cm de diâmetro

1 xícara de guacamole (veja a receita na página 254)

½ xícara de *salsa* (veja a receita na página 220)

½ xícara de *sour cream* light (veja a receita a seguir)

Fajitas

1. Junte os ingredientes da vinha-d'alhos em uma travessa e misture bem. Adicione os peitos de frango e vire-os para temperar por igual. Cubra e leve à geladeira por, pelo menos, 1 hora ou de um dia para o outro.
2. Unte ligeiramente uma frigideira média com óleo vegetal. Refogue o pimentão em fogo médio até ficar macio.
3. Preaqueça a grelha.

4. Retire o frango da vinha-d'alhos, grelhe por 3 ou 4 minutos dos dois lados. Corte em tiras e divida em 4 porções.
5. Sirva cada porção com 1 tortilha de trigo integral e 2 colheres de sopa de cada um dos seguintes acompanhamentos: guacamole, *salsa* e *sour cream* light.

Sour cream light

Bata ½ xícara de creme de leite com um batedor de arame, acrescentando aos poucos suco de limão. Prove e vá adicionando mais suco de limão até obter o nível de acidez desejado.

Rendimento: 4 porções. Cada uma delas contém aproximadamente:

360 calorias • 48g de carboidrato • 13g de gordura • 0mg de colesterol • 16g de proteína • 598mg de sódio • 9g de fibras

Guacamole

½ xícara de espinafre cortado à juliana

⅓ de xícara de ervilha congelada

30g de tofu macio light

1 ½ colher de sopa de suco de limão-siciliano

1 pitada de sal

1 pitada de cominho em pó

1 pitada de pimenta-de-caiena

1 pitada de pimenta chili

1 pitada de tabasco

6 colheres de sopa de abacate descascado e batido

3 colheres de sopa de tomate descascado e picado

2 colheres de sopa de *salsa* (veja a receita na página 220)

3 colheres de sopa cebola picada

1 colher de sopa de coentro picado

2 colheres de chá de cebolinha verde picada

1. Cozinhe o espinafre no vapor até murchar. Retire do fogo e esprema o excesso de água.

2. Cozinhe as ervilhas no vapor rapidamente e lave em água fria para que retenham a cor verde.
3. Em uma tigela grande, junte o espinafre, as ervilhas, o tofu, o suco de limão-siciliano, o sal, o cominho, as pimentas, o tabasco e o abacate. Acrescente os demais ingredientes e misture bem.

Rendimento: 8 porções (2 colheres de sopa). Cada uma delas contém aproximadamente: 30 calorias • 2g de carboidrato • 2g de gordura • 0mg de colesterol • 1g de proteína • 127mg de sódio • 1g de fibras

Sobremesa

1 xícara de salada de frutas – escolha suas favoritas que estiverem na estação.

Substituições vegetarianas

~

Veja a seguir algumas receitas vegetarianas para substituir os pratos do jantar.

Tempeh Cantonês

1 colher de chá de pimenta chili picada (aproximadamente 1 unidade)
1 colher de chá de óleo de gergelim
3 colheres de sopa de molho de soja com baixo teor de sódio
2 colheres de sopa de açúcar mascavo
2 colheres de sopa de xerez
¼ de xícara de ketchup light
½ colher de chá de gengibre em pó
¾ de xícara de caldo de hortaliças (veja a receita na página 206) ou de caldo de vegetais pronto (com baixo teor de sódio)
1 xícara de *tempeh*, cortado em pedaços de 2,5cm (cerca de 250g)
¾ de xícara de cebola picada em cubos grandes
1 colher de sopa de azeite de oliva
2 colheres de chá de alho picado
4 xícaras de brócolis (somente os botões florais)
2¼ xícaras de pimentão (vermelho e amarelo) cortado em cubos de 2,5cm
½ xícara de cebolinha verde picada em pedaços de 5cm
2 colheres de sopa de amendoim torrado
1½ xícara de arroz cozido

1. Em uma panela grande, refogue a pimenta chili no óleo de gergelim em fogo médio por cerca de 1 minuto. Acrescente o molho de soja, o açúcar mascavo, o xerez, o ketchup, o gengibre e o caldo de hortaliças. Reduza o molho em ⅓. Reserve.

2. Em uma panela wok quente (ou em uma frigideira comum), refogue o *tempeh* e a cebola no azeite de oliva até dourar. Coloque o alho e mexa por 1 minuto. Adicione o brócolis e o pimentão. Continue a refogar por mais 1 minuto. Acrescente a cebolinha verde e o amendoim e frite sem parar de mexer por mais 1 minuto. Junte o molho e misture. Continue a fritar, mexendo sempre, até que as hortaliças estejam macias, mas não excessivamente cozidas. Sirva ⅓ de xícara de arroz com cada porção.

Rendimento: 4 porções. Cada uma delas contém aproximadamente:

351 calorias • 50g de carboidrato • 10g de gordura • 0mg de colesterol • 17g de proteína • 534mg de sódio • 9g de fibras

Salada de Tofu com Curry no Pão Árabe

250g de tofu extrafirme cortado em cubos

2 colheres de sopa de maionese de soja

2 colheres de sopa de iogurte natural desnatado

⅓ de xícara de maçã vermelha descascada e cortada em cubos

¼ de xícara de uvas vermelhas sem sementes, picadas

2 colheres de chá de suco de maçã

3 colheres de sopa de cebola roxa cortada em cubos

1 colher de sopa de salsinha fresca picada

1 colher de chá de curry em pó

¼ de colher de chá de sal

1 pitada de pimenta-do-reino

2 pães árabes de trigo integral cortados ao meio

4 folhas de alface

4 rodelas de tomate

1. Em uma tigela grande, junte o tofu, a maionese, o iogurte, a maçã, as uvas vermelhas, o suco de maçã, a cebola roxa, a salsinha, o curry em pó, o sal e a pimenta-do-reino e misture bem.
2. Abra cada metade do pão árabe. Recheie com ½ xícara de salada de tofu, 1 folha de alface e 1 rodela de tomate.

Rendimento: 4 sanduíches. Cada um contém aproximadamente:

235 calorias • 20g de carboidrato • 14g de gordura • 6mg de colesterol • 12g de proteína • 137mg de sódio • 6g de fibras

Strudel de Hortaliças Grelhadas com Molho de Tomate e Azeitona

Hortaliças

1 pimentão vermelho sem sementes cortado em 4 pedaços

1 pimentão amarelo sem sementes cortado em 4 pedaços

2 tomates sem sementes cortados em 4 pedaços

200g de abóbora cortada em fatias de 2cm

1 abobrinha cortada em fatias de 2cm

1 berinjela descascada e cortada em tiras

2 corações de alcachofra em conserva ou frescos, picados

Vinha-d'alhos

2 colheres de sopa de *ciboulette* picada

2 colheres de sopa de vinagre balsâmico

1 colher de sopa de azeite de oliva

1 pitada de sal

1 pitada de pimenta-do-reino

2 colheres de sopa de manjericão fresco picado

6 folhas de massa filo (a dos rolinhos primavera)

Óleo vegetal para untar

Molho de tomate e azeitona (veja a receita na página 259)

1. Grelhe as hortaliças até ficarem macias. Retire-as da grelha, corte-as em cubos e arrume em uma travessa grande.
2. Misture os ingredientes da vinha-d'alhos e despeje sobre as hortaliças. Deixe marinar de um dia para o outro.
3. Preaqueça o forno a 190°C.
4. Unte uma assadeira com óleo vegetal e reserve.
5. Coloque 1 folha de massa filo sobre uma superfície plana. Unte ligeiramente com óleo vegetal e acrescente outra folha. Repita essa operação com as 6 folhas. Arrume as hortaliças ao comprido, ao longo da folha de

massa, deixando cerca de 3cm na margem. Dobre a beirada, cobrindo as hortaliças, para que o recheio não saia. Enrole a massa, formando um rocambole. Transfira o strudel para a assadeira, com a fenda para baixo, e pincele-o com óleo vegetal. Com uma faca risque 6 fatias.

6. Asse por 25 minutos ou até dourar. Enquanto o strudel estiver assando, prepare o molho de tomate e azeitona.
7. Retire o strudel do forno e deixe descansar por 5 minutos antes de fatiar em 6 porções iguais. Espalhe 4 colheres de sopa de molho no fundo de cada prato e, depois, coloque a porção de strudel.

Rendimento: 6 porções. Cada uma delas contém aproximadamente:

145 calorias • 33g de carboidrato • 1g de gordura • 0mg de colesterol • 6g de proteína • 330mg de sódio • 2g de fibras

Molho de Tomate e Azeitona

4 tomates italianos sem sementes, cortados em 4 pedaços
1 cebola roxa pequena cortada em rodelas finas
1 colher de chá de azeite de oliva
1 dente de alho picado
¼ de xícara de caldo de hortaliças (veja a receita na página 206) ou de caldo de vegetais pronto (com baixo teor de sódio)
1 colher de sopa de azeitonas Kalamata (ou pretas) picadas
1 colher de chá de vinagre balsâmico
1 pitada de sal
1 pitada de pimenta-do-reino
1 colher de sopa de manjericão fresco picado

1. Grelhe os tomates e as cebolas até ficarem macios. Transfira para o liquidificador e bata até obter um creme. Coe em uma panela pequena e deixe cozinhar em fogo baixo por 10 a 15 minutos.
2. Em uma frigideira, aqueça o azeite de oliva e refogue o alho até amolecer. Acrescente o molho de tomate e os demais ingredientes. Cozinhe até esquentar.

Rendimento: 6 porções (4 colheres de sopa). Cada uma delas contém aproximadamente: 10 calorias • 2g de carboidrato • Gordura (traço) • 0mg de colesterol • Proteína (traço) • 80mg de sódio • Fibras (traço)

Chili de Feijão Vegetariano

½ xícara de grão-de-bico
½ xícara de feijão-branco
½ xícara de grãos de feijão-preto
½ xícara de grãos de feijão-azuqui
1 pitada de erva-de-santa-maria (veja a nota a seguir)
1 colher de sopa de azeite de oliva
1 colher de chá de alho picado
½ xícara de cebola cortada em cubos
½ xícara de pimentão vermelho cortado em cubos
½ xícara de pimentão amarelo cortado em cubos
2 chalotas cortadas em cubos
¾ de colher de chá de manjericão desidratado
1 pitada de cominho
1½ colher de chá de pimenta chili em pó
1 pitada de pimenta-de-caiena em pó
1 pitada de pimenta-do-reino
¼ de colher de chá de ervas finas
¼ de colher de chá de orégano desidratado
2½ xícaras de tomate em lata cortado em cubos
3 colheres de sopa de massa de tomate
1¾ xícara de molho de tomate
2 xícaras de caldo de hortaliças (veja a receita na página 206) ou de caldo de vegetais pronto (com baixo teor de sódio)
4 colheres de chá de pimenta chili picada
2 colheres de sopa de coentro picado
1 colher de sopa de salsinha picada
2 colheres de chá de melado
½ colher de chá de sal

1. Coloque o grão-de-bico e os feijões de molho em bastante água de um dia para o outro. Escorra. Transfira para uma panela grande e adicione água até cobrir os grãos (cerca de 5cm). Ferva e junte a erva-de-santa-maria. Abaixe o fogo, cubra e cozinhe por 1 hora e 30 minutos ou até que os feijões estejam macios.
2. Em outra panela grande, aqueça o azeite de oliva e refogue o alho, a cebola, os pimentões e as chalotas até ficarem macios. Acrescente os condimentos secos (manjericão, cominho, pimentas, ervas finas e orégano) e refogue ligeiramente. Adicione o tomate, a massa de tomate e o molho de tomate. Incorpore o caldo de hortaliças e deixe ferver. Em seguida, junte os feijões cozidos e escorridos e a pimenta chili picada e cozinhe por 45 minutos. Finalize com o coentro, a salsinha e o melado e cozinhe por mais 5 minutos. Tempere com o sal.

Nota: Diz-se que a erva-de-santa-maria evita a flatulência. No México, onde tem o nome de *epazote*, é usada com frequência no cozimento do feijão.

Rendimento: 10 porções (1 xícara). Cada uma delas contém aproximadamente:
175 calorias • 32g de carboidrato • 2g de gordura • 0mg de colesterol • 9g de proteína • 189mg de sódio • 7g de fibras

Fajitas de *Tempeh*

Vinha-d'alhos

2 colheres de sopa de molho de soja com baixo teor de sódio

¼ de colher de chá de gengibre picado

¼ de colher de chá de alho picado

2 colheres de sopa de azeite de oliva

1 pitada de pimenta chili

⅓ de xícara de coentro picado

3 colheres de sopa de cerveja sem álcool (opcional)

½ colher de chá de tabasco

½ laranja cortada em rodelas finas

½ limão-siciliano cortado em rodelas finas

½ limão cortado em rodelas finas

1 colher de sopa de salsinha picada

Tempeh

250g de *tempeh* cortado em tiras no sentido do comprimento

1 pimentão cortado em fatias de 1,5cm

Óleo vegetal para untar

4 tortilhas de trigo integral com cerca de 22cm de diâmetro

½ xícara de *salsa* (veja a receita na página 220)

1 xícara de guacamole (veja a receita na página 254)

1. Junte os ingredientes da vinha-d'alhos em uma travessa e misture bem. Adicione o *tempeh* e vire-o para temperar por igual. Cubra e leve à geladeira por, pelo menos, 1 hora ou de um dia para o outro.
2. Unte ligeiramente uma frigideira média com o óleo vegetal. Refogue o pimentão e o *tempeh* em fogo médio até ficarem macios.
3. Divida em 4 porções e sirva cada uma delas com 1 tortilha de trigo integral, 2 colheres de sopa de *salsa* e ¼ de xícara de guacamole.

Rendimento: 4 porções. Cada uma delas contém aproximadamente:

360 calorias • 48g de carboidrato • 13g de gordura • 0mg de colesterol • 16g de proteína • 598mg de sódio • 9g de fibras

AGRADECIMENTOS

Gostaria de agradecer às muitas pessoas que me forneceram ajuda e apoio. Escrever este livro foi um verdadeiro trabalho de amor.

Em primeiro lugar, agradeço aos meus pacientes. Em sua luta para melhorar sua saúde, eles me ajudaram a me esquecer de teorias erradas e me ensinaram o que é possível.

Sou também imensamente grato pelo apoio da minha família, sem a qual este livro não teria sido possível: Siobhan, minha esposa, e meus filhos, Timothy, Matthew e Brenna. E também aos meus pais, Charles e Bess Liponis.

Agradeço a todos de Canyon Ranch, especialmente a Mel e Enid Zuckerman, os fundadores; Jerrold Cohen, diretor executivo; e aos médicos da equipe, entre eles os doutores Cynthia Geyer, Stephen Brewer, Phil Eichling, Karen Koffler, Nina Molin, Stephanie Beling, Andy Plager, Todd Lepine, Jyotsna Sahni, Rich Gerhauser, Bruce e Molly Roberts. Obrigado também às excelentes nutricionistas Lisa Powell e Lori Reamer e ao Dr. Mark Hyman.

Meus agradecimentos finais a Richard Pine, meu agente, e a Tracy Behar, minha editora, e a Gene Stone por seu incansável e primoroso trabalho neste livro.

ÍNDICE DAS RECEITAS

Café da manhã

Almoço

Jantar

Sobremesas

Outros caldos & molhos

Pão

Pratos vegetarianos

CONHEÇA OUTROS TÍTULOS DA EDITORA SEXTANTE

Ultrametabolismo

MARK HYMAN, M.D.

Nesse livro você conhecerá a nutrigenômica, uma nova ciência que revela como os alimentos "conversam" com os genes, enviando mensagens de saúde ou doença, de ganho ou perda de peso. E o mais importante: aprenderá a usar esse conhecimento para reprogramar seu organismo e conquistar o metabolismo ideal – o ultrametabolismo, o grande propulsor do emagrecimento e da saúde duradoura.

Dividido em duas fases e fácil de seguir, esse programa de oito semanas o ajudará a emagrecer com base em suas características genéticas pessoais. Ao entender de que modo o seu corpo usa ou queima calorias e aprender a orientar melhor os seus genes, você vencerá a luta contra a balança.

O ultrametabolismo baseia-se em sete princípios que envolvem a genética, os hábitos alimentares, a qualidade dos alimentos, as características do meio ambiente, o nível de estresse e a atividade física. Todos eles influenciam o modo como o metabolismo processa a comida, queima calorias e regula o peso. Você conhecerá maneiras práticas de implementar mudanças em cada uma dessas áreas para melhorar a saúde e emagrecer.

Oferecendo questionários, sugestões de suplementos, exercícios e exames, além de cardápios e receitas, o Dr. Mark Hyman mostra como adaptar este programa às suas necessidades. Ao segui-los, você tratará também as causas de doenças crônicas e obterá um sentimento renovado de vida e energia.

100 dicas infalíveis para emagrecer e se manter em forma

FRED A. STUTMAN, M.D.

Esta é a sua primeira tentativa de perder alguns quilinhos extras? Ou você já seguiu todo tipo de dieta e voltou a engordar? Seja qual for a sua situação, esse livro apresenta 100 estratégias comprovadamente eficazes que vão ajudá-lo a perder peso com facilidade e segurança e nunca mais ficar fora de forma.

As dicas do Dr. Fred A. Stutman fundamentam-se em dados científicos das áreas de nutrição e exercícios. Elas são apresentadas em uma linguagem simples e estão divididas pelos temas que despertam maior interesse em termos de alimentação, saúde e condicionamento físico.

Você encontrará informações esclarecedoras sobre tópicos como os bons e os maus carboidratos, a importância das fibras no processo de emagrecimento, as melhores e as piores proteínas e gorduras e os exercícios ideais para perder peso. Além disso, conhecerá diversos conceitos equivocados que fazem parte do universo das dietas e que, muitas vezes, prejudicam o processo de emagrecimento. As dicas do Dr. Stutman vão deixá-lo atento a esses mitos e a muitos outros. Com elas, você emagrecerá de modo saudável, de forma lenta e estável.

A Dieta do Abdômen

DAVID ZINCZENKO E TED SPIKER

Músculos abdominais fortes e definidos são um dos melhores indicadores de saúde. O desenvolvimento da musculatura abdominal vai ajudar você a viver mais, a dormir melhor, a prevenir dores nas costas e até a melhorar sua vida sexual. Para obter todos esses benefícios, não é necessário passar anos fazendo uma dieta de fome e seguindo exaustivos programas de exercícios.

Você pode alcançá-los em apenas seis semanas com a Dieta do Abdômen, um programa que vem ajudando milhares de homens e mulheres a perder peso, a esculpir a musculatura abdominal e a se tornar mais saudáveis do que jamais imaginaram.

David Zinczenko, editor-chefe da *Men's Health*, uma das mais importantes revistas de saúde e fitness do mundo, mostra que esses benefícios estão ao seu alcance. Nesse livro, David e Ted Spiker explicam por que a gordura que aumenta a cintura é a mais perigosa de todas as que estão presentes no corpo. Como está localizada por trás da parede abdominal, cercando os órgãos internos, ela estabelece uma via direta para o coração e outros órgãos importantes, podendo causar danos de grandes proporções.

Reserve seis semanas para consumir os alimentos certos e seguir o programa de desenvolvimento e fortalecimento muscular. O resultado será um corpo definido e saudável que pode durar uma vida inteira, pois seus novos músculos vão sempre dissolver gordura para poderem sobreviver.

CONHEÇA OS 50 CLÁSSICOS DA EDITORA SEXTANTE

ESPIRITUALIDADE/INSPIRAÇÃO

A cabana, de William P. Young
Muitas vidas, muitos mestres, de Brian Weiss
Jesus, o maior psicólogo que já existiu, de Mark W. Baker
Conversando com os espíritos, de James Van Praagh
A última grande lição, de Mitch Albom
O Mestre dos Mestres, de Augusto Cury
O Poder do Agora, de Eckhart Tolle

NEGÓCIOS

O monge e o executivo, de James C. Hunter
Como se tornar um líder servidor, de James C. Hunter
Jesus, o maior líder que já existiu, de Laurie Beth Jones
O ócio criativo, de Domenico De Masi
Faça o que tem de ser feito, de Bob Nelson
A hora da verdade, de Jan Carlzon
Transformando suor em ouro, de Bernardinho

FICÇÃO

O código Da Vinci, de Dan Brown
Ponto de impacto, de Dan Brown
Anjos e demônios, de Dan Brown
Fortaleza digital, de Dan Brown
As cinco pessoas que você encontra no céu, de Mitch Albom
O guardião de memórias, de Kim Edwards
A conspiração franciscana, de John Sack

LIVROS DE BOLSO

Dez leis para ser feliz, de Augusto Cury
Seja líder de si mesmo, de Augusto Cury
Você é insubstituível, de Augusto Cury
Palavras de sabedoria, de Sua Santidade, o Dalai-Lama
A vida é bela, de Dominique Glocheux

Filtro solar, de Mary Schmich
Posso conseguir o que desejo, de Iyanla Vanzant
Quem acredita sempre alcança, de Peter McWilliams

AUTOAJUDA

Por que os homens fazem sexo e as mulheres fazem amor?, de Allan e Barbara Pease
Desvendando os segredos da linguagem corporal, de Allan e Barbara Pease
Por que os homens mentem e as mulheres choram?, de Allan e Barbara Pease
Nunca desista de seus sonhos, de Augusto Cury
Pais brilhantes, professores fascinantes, de Augusto Cury
Não leve a vida tão a sério, de Hugh Prather
Mantenha o seu cérebro vivo, de Laurence Katz e Manning Rubin
A Boa Sorte, de Álex Rovira Celma e Fernando Trías de Bes
Enquanto o amor não vem, de Iyanla Vanzant
O poder da paciência, de M. J. Ryan
Os segredos da mente milionária, de Harv T. Ecker

COLEÇÃO VOCÊ S.A.

Aprendendo a lidar com pessoas difíceis, de Rick Brinkman e Rick Kirschner
Como administrar seu tempo, de Marc Mancini
Como motivar sua equipe, de Anne Bruce

COLEÇÃO AUTOESTIMA

O poder das afirmações positivas, de Louise Hay
Histórias para aquecer o coração, de Jack Canfield e Mark Victor Hansen
Lições sobre amar e viver, de Morrie Schwartz

REFERÊNCIA

1001 filmes para ver antes de morrer, de Steven Jay Schneider
1001 discos para ouvir antes de morrer, de Robert Dimery
1001 vinhos para beber antes de morrer, de Neil Beckett
1.000 lugares para conhecer antes de morrer, de Patricia Schultz

INFORMAÇÕES SOBRE OS
PRÓXIMOS LANÇAMENTOS

Para receber informações sobre os lançamentos da Editora Sextante, basta enviar um e-mail para atendimento@esextante.com.br ou cadastrar-se diretamente no site www.sextante.com.br

Para saber mais sobre nossos títulos e autores, e enviar seus comentários sobre este livro, visite o nosso site: www.sextante.com.br

Editora Sextante
Rua Voluntários da Pátria, 45 / 1.404 – Botafogo
Rio de Janeiro – RJ – 22270-000 – Brasil
Telefone: (21) 2538-4100 – Fax: (21) 2286-9244
E-mail: atendimento@esextante.com.br